透析専門医と元一流ホテルのシェフが一緒に考えた

家族みんなで食べられる 三ツ星透析食

おいしく食べてリン・カリウム・食塩を目標範囲内に保つ！

編集：医療法人社団 H・N・メディック
統括：橋本庸介
医学監修：橋本史生　遠藤陶子
栄養指導・献立：坂本杏子
料理：伊藤享一　柴田周吾

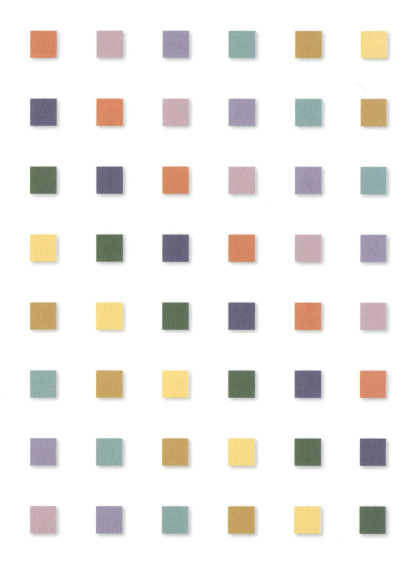

MC メディカ出版

刊行によせて
～本当に意味のある食事指導とは～

『家族みんなで食べられる三ツ星透析食』の刊行に際し、ひと言述べさせていただきます。

「食事は絶対においしいものでなければならない」

これが医療法人社団H・N・メディックの食事指導の基本概念であり、この本の目的でもあります。さらに、高齢社会を迎えた現在、私は家族みんなでおいしく食べられる透析食を提唱します。家族みんなで食べられるということは、透析患者さんのためだけに手間ひまをかける必要がないということです。食事指導はこの路線上に存在しなければ、効果と継続性のあるものにならないと考えます。

私は透析医療にかかわって30年になります。開院する以前の15年間、大学病院を含め総合病院の腎臓内科に属していました。当時から腎疾患における食事指導の大切さと必要性を誰もが理解していました。しかしながら、実際に食事指導をして効果があった患者さんはほとんどいませんでした。なぜなら医師にとって食事指導は不得意分野であり、「食事」であるにもかかわらず「味」については一切触れず、「食事指導をした」というアリバイ的な食事指導が延々と行われているからです。また医師は通常、自分の病院の治療食を食べません。なぜならおいしくないことを知っているからです。多くの現場では、医師はエネルギー（カロリー）や食塩量などを数値として管理栄養士に指示します。管理栄養士は腎臓や臨床のことを深く理解しないまま、教科書どおりの指導に終始します。患者さんも指導を受けなければ退院できないので、求められる答えを模索して食事表を提出し、合格ならば食事指導はおしまいです。その後、この患者さんがどういうデータになったかに関して、多くの管理栄養士は無関心です。これでは食事指導が効果を発揮するはずはありません。

当院における適切な食事指導の結果、日本透析医学会のリン値、補正カルシウム値のガイドライン（リン、カルシウムの治療管理法「9分割図」）に則ってみると、当院の90％以上の患者さんが図の真ん中部分に示される管理目標値を達成できています。これは驚異的なことではなく、適切な食事管理が実践できれば、標準的な透析時間（4時間）であってもガイドラインの水準は悠々達成可能なことを示しています。これを可能にしているのが、非透析日の過ごし方であり、その根幹が水分および食事管理です。それらを継続的かつ習慣的に実施できるようになるのが理想です。

本書が透析患者さんのデータと予後の改善につながることを期待し、刊行するしだいです。

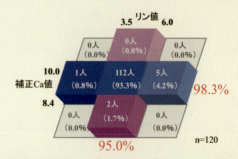

「当院における透析患者のリン値、補正カルシウム値管理達成度」
（透析患者における二次性副甲状腺機能亢進症治療ガイドライン, 日本透析医学会雑誌45巻4号, 2012より引用、改変）

2014年12月

医療法人社団H・N・メディック理事長、院長

橋本史生

目次

刊行によせて 〜本当に意味のある食事指導とは〜 3
施設紹介 8
心あたりのない高リン血症の原因は？ 〜食品添加物に気をつけよう〜 9
リンって悪者……？ 11
MIA症候群と3大栄養素 12
はかりましょう 13
本書の使い方とメニューの組み合わせ方 14

主菜（肉）

●…食塩（g）　●…カリウム（mg）　●…リン（mg）

料理	ページ	食塩(g)	カリウム(mg)	リン(mg)
酢豚	16	0.6	279	103
回鍋肉（ホイコーロー）	18	0.9	246	113
ポークチャップ	20	0.7	403	149
メンチカツ	21	0.8	370	162
豚肉のわさびおろしソース	22	0.6	387	162
豚肉の玉ねぎバターソース	23	0.6	418	166
ポークジンジャー	24	0.5	374	159
とんかつ	26	0.9	370	167
鶏しそ天ぷら	28	0.7	231	117
鶏の竜田揚げ	29	0.8	287	144
鶏のから揚げ 南蛮だれ	30	0.8	317	154
油淋鶏（ユーリンチー）	31	1	304	155
鶏肉のソテー マスタードソース	32	0.5	356	159
牛肉の黒酢炒め	34	0.6	380	138
牛肉の細切り炒め	35	0.8	334	145

主菜（魚）

●…食塩（g）　●…カリウム（mg）　●…リン（mg）

料理	ページ	食塩(g)	カリウム(mg)	リン(mg)
さんまの梅煮	36	1	174	134
銀だらの漬け焼き	37	0.6	283	142
かれいのから揚げ ポン酢しょうゆ	38	0.7	307	153
さばのみそ焼き	39	1.2	249	156
真鯛のソテー 薬味添え	40	0.6	414	165
ひらめの磯辺揚げ	41	0.6	365	176
さばのみそ煮	42	0.8	294	179
サーモンフライ	43	0.7	450	221
海老のチリソース	44	0.9	198	140
海老フライのとじ煮	45	1.1	284	229
かに玉	46	0.8	224	154
天ぷら盛り合わせ	48	0.8	316	157
海鮮塩味炒め	50	0.8	319	201
海鮮甘酢ソース	52	0.7	356	177

ソース類

●…食塩（g）　●…カリウム（mg）　●…リン（mg）

		食塩(g)	カリウム(mg)	リン(mg)
手作りとんかつソース	124	0.4	22	2
手作りポン酢しょうゆ	124	0.3	8	3
手作りわさびおろしソース	125	0.4	49	4
手作り南蛮だれ	125	0.4	15	5
手作り天つゆ	126	0.5	19	6
手作り黒酢ソース	126	0.4	17	7
手作りサルサソース	127	0.3	49	7
手作りジンジャーソース	128	0.4	28	7
手作り玉ねぎバターソース	129	0.4	20	7
手作り香味ソース	130	0.7	29	8
手作り甘辛ソース	131	0.3	12	4
手作りタルタルソース	132	0.3	18	21
煮きりみりん	134	0	0	0
手作り丼たれ	134	14.5	406	175
手作り寿司酢	135	0.1	4	2

column

- 魚の骨と海老の殻 …………………………………… 136
- 薬と食べ物の相性 …………………………………… 137
- ソフトクリームは水分に含みますか？ …………… 138
- 肉の脂身 ……………………………………………… 139
- 卵にまつわる話 ……………………………………… 140
- お米にまつわる話 …………………………………… 140
- "つなぎ"という落とし穴 …………………………… 141
- お茶にまつわる話 …………………………………… 142
- どうしてもアイスクリームが食べたい！ ………… 143
- 透析患者にとっても健康食品か？ ………………… 143
- "そば"はなぜリンが多い？ ………………………… 144
- 豆腐と豆乳 …………………………………………… 145
- 座席にみる食習慣 …………………………………… 145
- 成分表示の限界 ……………………………………… 146
- リンが含まれる食品添加物一覧 …………………… 147

患者との出会いエピソード

- 透析看護師の道を選んだ理由 ……………………… 148
- 誤解が生んだ努力 …………………………………… 149

執筆者一覧 ……………………………………………… 150

施設紹介

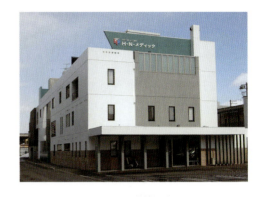

● 名称
医療法人社団 H・N・メディック
（ホームページ：http://www.hnmedic.jp）

● 所在地と透析ベッド数
医療法人社団 H・N・メディック
北海道札幌市厚別区厚別中央5条6丁目1-5
電話 011-801-6660　FAX 011-801-6665

医療法人社団 H・N・メディック北広島
北海道北広島市共栄町5丁目6-1
電話 011-372-6660　FAX 011-372-6665

医療法人社団 H・N・メディックさっぽろ東
北海道札幌市東区北19条東7丁目1-26
電話 011-723-6660　FAX 011-723-6665

本院	北広島	さっぽろ東	合計
75床	45床	46床	166床

● 当院の理念
制度に左右されない本音の医療をめざして

● 沿革（一部抜粋）
1990年　橋本内科クリニックを開院する
1996年　医療法人化し「医療法人社団 H・N・メディック」となる
　　　　「H・N・メディック北広島」を開院する
1998年　患者増加に対応するために「H・N・メディック」を厚別東から現在の厚別中央に移転する
2004年　札幌市東区の医院を事業継承し、「H・N・メディックさっぽろ東」を開院する
2005年　札幌グランドホテルにおいて「第1回クッキングセミナー」を開催する
2008年　「H・N・メディック北広島」が(社)日本照明協会主催の照明普及賞の優秀施設賞を受賞する
　　　　札幌グランドホテルにおいて「第2回クッキングセミナー」を開催する
2010年　バイエル薬品(株)主催「第2回バイエル・レシピコンテスト」においてグランプリを受賞する
2011年　札幌グランドホテルにおいて「第3回クッキングセミナー」を開催する

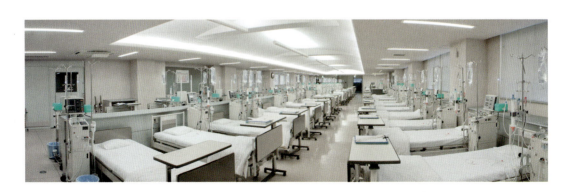

「心あたりのない高リン血症の原因は？
～食品添加物に気をつけよう～」

たんぱく質はしっかりとって、リンはなるべく少なく

　透析をはじめる前後で食事面での大きな違いは、たんぱく質摂取量の目標値です。透析導入前はたんぱく質を制限するのが一般的なのに対して、透析導入後はたんぱく質をしっかりとることが大切だと、患者さんは説明されていると思います。実際に、多くの研究でたんぱく質をしっかり摂取する患者さんのほうが長生きしたということが報告されています。しかし、ご存じのとおり、たんぱく質を含む食べ物にはリンが含まれています。リンの摂取量が増えて血液中のリン濃度が高くなると動脈硬化の原因になります。困ったことに、リンの摂取量は少ない方が長生きしたという研究結果もあります。体の中に入ってきたリンは、各種のリン吸着薬を使うことで、ある程度の体内への取り込みを抑えることはできますが、不必要なリンの摂取はなるべく避けたいところです。

　透析患者さんにとって、「たんぱく質はしっかりとって、リンはなるべく少なく」は永遠のテーマといえます。

植物性食品と動物性食品

　さて、透析患者さんは月1～2回の採血でリンを含む血液のデータをチェックしていると思いますが、「あれっ、どうしてこんなにリン値が高くなっているのだろう？」と思ったことはありませんか？「リン吸着薬もしっかり飲んでいるし、リンが多く含まれている食べ物は避けたつもりなのに、どうして？」という経験をされた患者さんは多いのではないでしょうか。その原因として、リンの吸収の程度は食べ物の種類によって違う、ということがあります。

　たんぱく質を含む食べ物には植物性食品と動物性食品があります。もちろん、どちらもリンを含んでいます。じつは、植物性たんぱく質由来のリンは体内への吸収がされにくく（吸収されるリンは全体の半分以下といわれています）、動物性たんぱく質由来のリンは体内へ吸収されやすいという特徴があります。つまり、同じだけリンを含んでいても、動物性食品の方が植物性食品よりも血液中のリン値は上がりやすいのです。しかし、植物性食品ばかりでは味気ない食事になってしまいますし、不足する栄養素もあります。植物性・動物性食品の両方が体にとって必要と考えた方がよいでしょう。

体内に吸収されやすい食品添加物由来のリン

　それでは、ほかにリンを減らす工夫はないでしょうか。じつは加工食品に使われている食品添加物（酸味料、乳化剤、安定剤、pH調整剤、色調安定剤などいろいろあります）の主成分はリンであり、非常に吸収されやすい特徴があります。植物性たんぱく質由来のリンの吸収率が半分以下であるのに対して、食品添加物由来のリンは90％以上が吸収されます。食品添加物由来のリンを含む食品として、飲料、加工肉類、冷凍食品、スナック類、プロセスチーズ、インスタント食品などがあります。コンビニエンスストアで売っている弁当も同様です。

　予想外にリンの値が高かったときは、これらの食べ物をとっていなかったでしょうか。実際に、食品添加物を含む食事を減らすと、血液のリン値が下がったという研究もあります。「たんぱく質はしっかりとって、リンはなるべく少なく」を実現するために、食品添加物を減らすことが大切です。この観点から食事を見直してみてください。

医療法人社団H・N・メディック北広島院長
池江亮太

「リンって悪者……？」

リンのおもな役割

　透析患者さんはそれぞれの施設で、リンについての指導をされていると思います。たしかに血清リン値が高いと、二次性副甲状腺機能亢進症の原因になったり、それ自体が動脈硬化をひき起こしたりします。血清リン値が高い患者さんの生命予後はよくないとわかっていますので、患者さんにとってはすごく悪い物質のような印象を受けますね。しかし、本当にリンは悪いことしかしないのでしょうか？

　体の中にあるリンのほとんど（約80％）は、骨の中に存在します。リンは骨をつくる大切な物質なのです。その他にもリンは、生体にとって大切な役割を担っています。たとえば、体の細胞にあるデオキシリボ核酸（deoxyribonucleic acid；DNA）やリボ核酸（ribonucleic acid；RNA）といったものの中にも含まれていますし、実際にエネルギー源として用いられる物質であるアデノシン三リン酸（adenosine triphosphate；ATP）の中にも含まれています。また、リンは細胞膜の主要な構成成分でもあります。つまり、リンはあらゆる生物にとっての大事な必須元素ということになります。

リンのおもな排泄経路は尿

　ここまで読むと、「エネルギーのもとにもなるし、細胞をつくる成分にもなるのだから、リンはどんどんとってもよいのでは？」と考えてしまうかもしれません。しかし、それはリンの摂取と排泄が平衡状態にあるときの話で、透析患者さんのように尿からリンを排泄できず、それを透析での除去でしか望めない場合は、たとえリン吸着薬を飲んだとしても、リンを摂取すればするだけ、血清リン値は上昇しやすくなってしまいます。この上昇したリンが最初に述べた骨や血管に対して悪さをしてしまうと考えられています。

栄養不良に陥らないたんぱく質の摂取を

　リン値は低すぎても生命予後が悪いことがわかっています。この多くは、何らかの原因で食事摂取量が低下してしまい、栄養不良に陥ってしまうためであると考えられています。リンはたんぱく質に多く含まれていますが、栄養状態を保つためにも、極端なリン値の低下をまねかないためにも、毎回の食事の中でたんぱく質を適量摂取することが必要です。同じたんぱく質量でも、食材によってリンの含有量は違ってきます。透析患者さんは管理栄養士とよく相談して、上手にたんぱく質を摂取していきましょう。

医療法人社団Ｈ・Ｎ・メディックさっぽろ東院長
角田政隆

「MIA症候群と3大栄養素」

3大栄養素をしっかり摂取して栄養状態を保つ

透析患者さんはMIA症候群という状態に陥りやすいと考えられています。このMIA症候群とは「malnutrition（栄養不良）」「inflammation（炎症）」「atherosclerosis（動脈硬化）」の頭文字から取ったものですが、この3者が影響し合って透析患者さんの全身状態を悪化させてしまうといわれています。透析患者さんの炎症や動脈硬化を予防するためにも、栄養状態をしっかりと保つことが大切です。

そのためには、炭水化物、たんぱく質、脂質という、いわゆる「3大栄養素」を適切に摂取することが重要となります。食事からエネルギーを取りだすために、ヒトの体内では摂取した栄養素をいろいろな形で代謝させています。基本的には炭水化物が体内でブドウ糖に変換され、それが代謝されてエネルギーが産生されます（ちなみに、そのときにもリンを必要とします）。

透析患者さんはなぜ痩せるのか？

たんぱく質や脂質もエネルギーを産生するために重要な役割を担いますが、たんぱく質は体を構成する重要な成分として、脂質はエネルギーの貯蔵庫としての役割があります。栄養状態が低下した場合、体は脂質からエネルギーを得ようとします。そのためには、脂肪酸が細胞の中のミトコンドリアという場所に運ばれる必要があります。

このときにカルニチンという物質が必要となるのですが、透析患者さんの場合、カルニチンは透析で除去されてしまい、またその摂取量も不足しがちです（羊の肉に多いとされています）。つまり、容易にカルニチン欠乏症という状態に陥ってしまうのです。脂質をエネルギーとして利用することが困難となった場合は、筋肉にあるたんぱく質を壊してエネルギーを得ようとします。このために筋肉量が低下し、痩せてしまうのです。

そう考えると、透析患者さんの食事療法の基本は「炭水化物である主食をしっかりとる」ということになります。しかし、主食をしっかりとるためには、おかずもとても重要です。本書を参考に、おいしく、楽しい食事を心がけるようにしてください。

医療法人社団H・N・メディックさっぽろ東院長

角田政隆

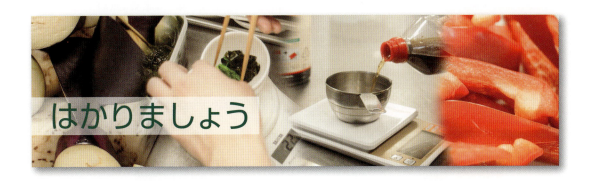

はかりましょう

●なぜはかるの？

「はかるのはたいへん……」、誰もがそう思うかもしれません。でも、1日5〜7gという少ない食塩量をしっかりと守るためには計量は欠かせません。限られた食塩を上手に使って、メリハリのある食事を作るために、はかることをおすすめしています。

●材料の表記が「グラム（g）」なのはなぜ？

「はかる」ということに慣れてほしいからです。「大さじ・小さじ」表記では、つい調味料が多くなってしまったり、どうしても正確にはかることがむずかしいと考えています。少ない食塩でもおいしく作ってもらいたい、と考えグラム（g）表記としました。同じ単位の方がまとめて計量しやすいため、水もグラム表記としていますが、水1mL＝1gです。

●どうやってはかればいいの？

まず、クッキングスケール（はかり）を用意しましょう。以前に買ったものをしまいこんでいませんか？ すぐに使えるところに置きましょう。続けて計量することで、おおよその量がわかってくると、大さじや小さじでも上手に計量できるようになります。

本書の使い方とメニューの組み合わせ方

メニューを4種類に分けて、色分けしています。「主菜（肉）」「主菜（魚）」からどちらか1品、「副菜」から1品、「副菜小鉢」から1品の計3品を選ぶことで、バランスのよい1食ができあがります。

色分け例

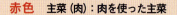 赤色　主菜（肉）：肉を使った主菜

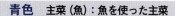 青色　主菜（魚）：魚を使った主菜

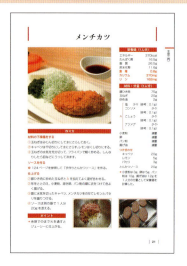

どちらか

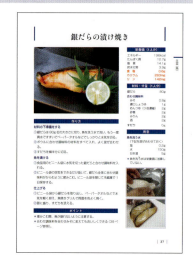

緑色　副菜

黄色　副菜小鉢

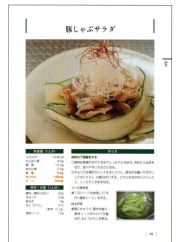

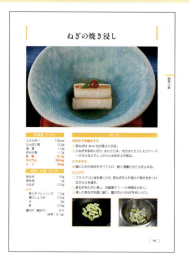

以上の4種類を色分けしてご紹介します。

※その他、セットメニューや一品料理も紹介しています。
お祝いやイベントなどの際に参考にしてください。

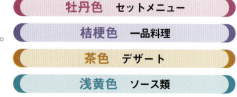

牡丹色　セットメニュー
桔梗色　一品料理
茶色　デザート
浅黄色　ソース類

組み合わせ例 （実際にH・N・メディックで提供している食事）

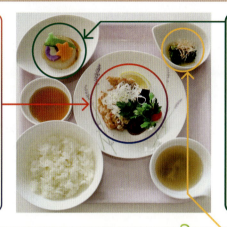

①主菜（肉）
②主菜（魚）

肉と魚の2種類があります。どちらか1品を選んでください。まず主菜を決めることで、副菜、副菜小鉢の組み合わせが決まります。肉類や魚類などの食材が重ならないように注意してください。

副菜

組み合わせのポイントになるのが「副菜」です。主菜の食材と栄養価に合わせて、バランスよく選んでください。主菜か副菜、どちらかに油を取り入れたメニューを組み合わせるのがエネルギーアップのポイントです。リンが高めの主菜には、リンが少ない副菜を選ぶなど注意しましょう。

【食事の基本としてのご飯】
ご飯は透析食の中で大切なエネルギー源です。**180gで約300kcal**です。しっかり食べるように心がけましょう。

【みそ汁へのこだわり】
「みそ汁なんて飲んでいいの？」そう思う方がほとんどだと思います。**食塩と量を守れば飲んでも大丈夫です。**
（当院ではみそ汁1人分の量を110g、食塩0.7gで出しています）
「一汁三菜」という和食のスタイルを大切にしたいですね。

副菜小鉢

箸休めになる「副菜小鉢」です。あっさりとした味つけでご紹介します。主菜・副菜を決めた後に組み合わせて、栄養価をととのえるのがポイントです。

本書で使用している用語と調理方法

- **生上げ（きあげ）**　：ゆでたあと水にさらさず、ざるに上げるなどして自然に冷ますこと。
- **あしらい**　：料理の味を引き立て、香りや彩りを補うために添えるつけ合わせのこと。
- **霜降りをかけ、冷水に取る**　：魚料理の下処理で臭み取りのために熱湯で表面だけが白くなるように軽くゆで、冷水で冷ますこと。
- **色よくゆでる**　：おもに緑の野菜に使う表現。緑色が綺麗に色鮮やかになるようにゆでること。
- **色よく焼きあげる**　：おいしそうな焼き色（焦げ目）になるように焼くこと。
- **色止め**　：熱が通りすぎて食材が変色しないように急速に冷ますこと。

湯むきトマト

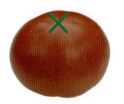

「作り方」で湯むきトマトが出てくる場合は、トマトの先端にナイフで浅く十字の切り込みを入れます。先端とは上記の写真の「×」部分です。

玉ねぎの短めの千切り

「作り方」で玉ねぎの短めの千切りという指示が出てくる場合は、以下の手順で行ってください。

① 玉ねぎの皮をむき上と下を切る。

② 玉ねぎを縦半分に切る。

③ 断面を下にしておき、横半分に切る。

④  45℃回転させて薄切りにする。

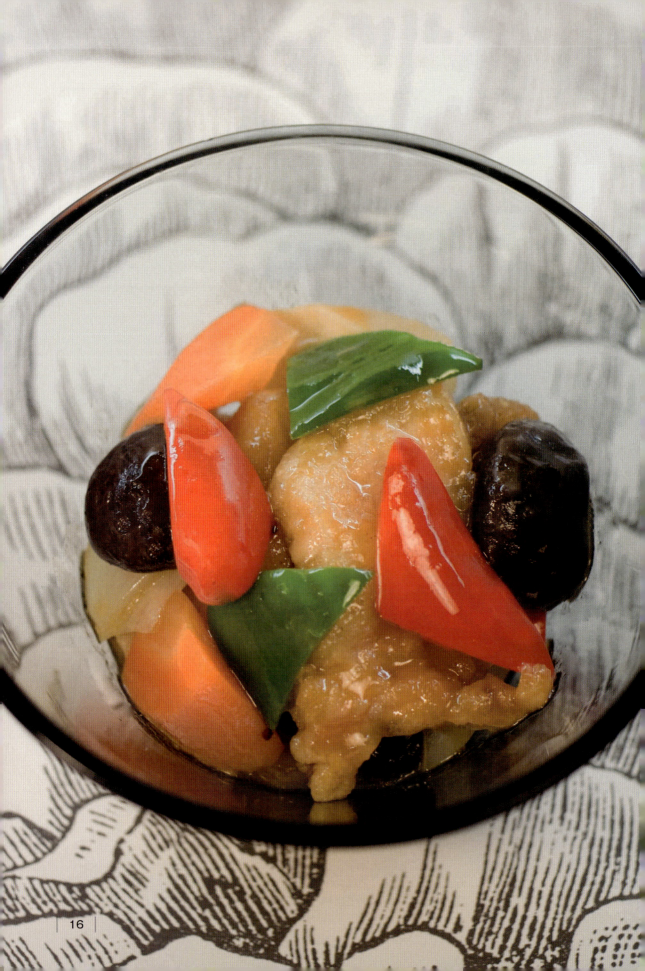

酢豚

栄養価（1人分）

エネルギー	457kcal
たんぱく質	9.2g
脂　質	37.5g
炭水化物	17.9g
食　塩	0.6g
カリウム	279mg
リ　ン	103mg

材料・分量（1人分）

豚肉（ばら）	55g
卵	3g
塩	少々（参考：0.1g）
こしょう	少々（参考：0.1g）
酒	2g
片栗粉	8g
揚げ油	適量
たけのこ（水煮）	24g
にんじん	14g
玉ねぎ	15g
干ししいたけ（水で戻した分量で計量する）	8g
ピーマン	9g
赤ピーマン	9g
甘酢	
濃口しょうゆ	1.8g
トマトケチャップ	5g
酒	1g
砂糖	3g
酢	4.5g
水	25g
片栗粉	1g

＊揚げ油は15gを1人分の分量として栄養価を計算した。

作り方

材料の下準備をする

①豚肉は4mm位の厚さの一口大に切ってボウルに入れ、塩、こしょう、酒を加え揉みこむ。しっかりと揉みこんだら溶き卵を入れてさらに揉みこみ、片栗粉を混ぜ合わせて下味をつける。

②干ししいたけは水で戻し、食べやすい大きさに切って一度ゆでこぼす。

③たけのこ、にんじんは乱切りにし、水にさらす。充分水にさらしたら好みのかたさにゆで、ゆであがったらそのまま生上げする（15ページ参照）。

④玉ねぎ、ピーマンは乱切りにして充分水にさらす。

⑤水にさらした野菜の水気をしっかりと切る。

甘酢を作る

●鍋に甘酢の材料をすべて入れ、木べらで混ぜながら加熱し、とろみがついたら火を止める。

仕上げる

①鍋に油を入れて150℃位に熱し、ピーマン以外の野菜を入れて軽く揚げ、最後にピーマン、赤ピーマンを入れて、手早く油を切る。

②新しい油を用意して160℃位に熱し、下味をつけた豚肉を一切れずつ入れ、混ぜながら火を通す。豚肉が揚がったら油を切る。

③フライパンに甘酢を入れて火にかけ、焦げつかないように混ぜながら煮立たせ、揚げた豚肉と野菜をすべて入れて一気にからめる。

主菜（肉）

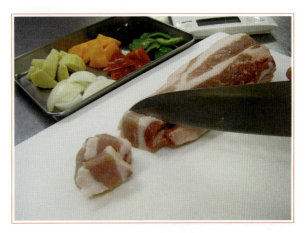

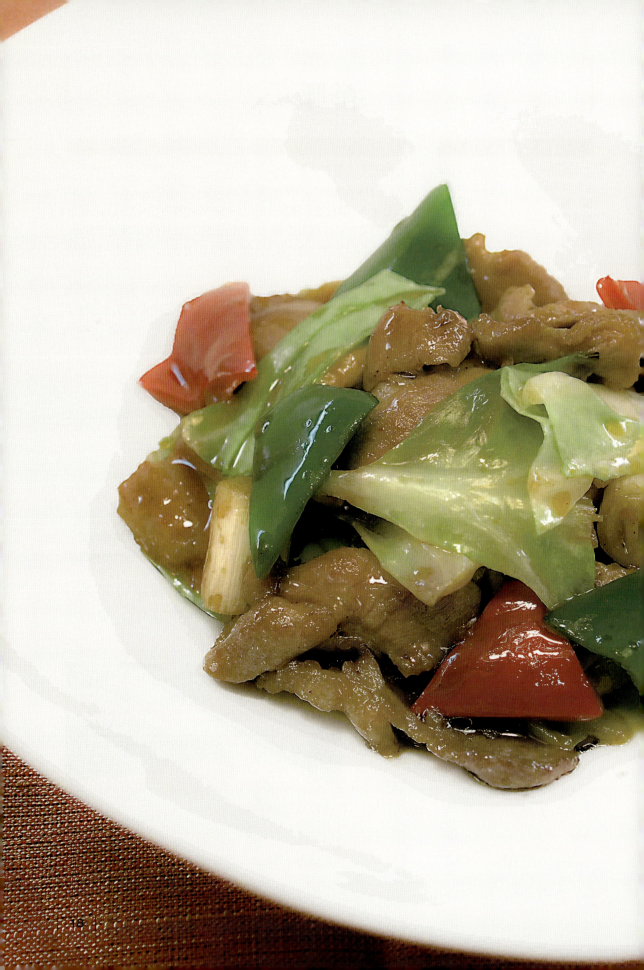

回鍋肉
（ホイコーロー）

主菜（肉）

栄養価（1人分）

エネルギー	250kcal
たんぱく質	9.9g
脂　質	18.7g
炭水化物	7.8g
食　塩	**0.9g**
カリウム	**246mg**
リ　ン	**113mg**

材料・分量（1人分）

豚肉（薄切り肩ロース）	50g
塩	少々（参考：0.1g）
こしょう	少々（参考：0.1g）
酒	2g
卵	3g
片栗粉	3g
キャベツ	35g
長ねぎ	8g
炒め油	5g
ピーマン	6g
赤ピーマン	6g
揚げ油	適量
ソース	
生姜	1g
にんにく	0.4g
トウバンジャン	0.2g
ラード	1g
酒	5g
A　水	15g
甜麺醤（テンメンジャン）	3g
濃口しょうゆ	1g
砂糖	1g
ごま油	0.5g
水溶き片栗粉	
片栗粉	0.5g
水	0.5g

＊揚げ油は2gを1人分の分量として栄養価を計算した。

作り方

材料の下準備をする
① 豚肉は食べやすい大きさに切り、塩、こしょう、酒、卵を入れてよく揉みこむ。さらに片栗粉を入れ混ぜ合わせる。
② 大きめの鍋に湯を沸かして下味をつけた豚肉を色がほのかに変わる程度ゆで、ざるに上げて湯を切る。
③ キャベツは手で食べやすい大きさにちぎり、熱湯で軽くゆでる。
④ 長ねぎはぶつ切り、ピーマン、赤ピーマンは乱切りにして、水にさらしておく。

ソースを作る
① A をあらかじめ合わせておく。
② フライパンにラードを入れて弱火で熱し、みじん切りにしたにんにく、生姜、トウバンジャンを炒めて香りが出てきたら酒を入れ、①を加える。
③ 一煮立ちしたら水溶き片栗粉を加え、とろみをつける。

仕上げる
① フライパンに油を熱してキャベツを軽く炒め、一度皿などに移しておく。
② 同じフライパンに再度油を入れ、長ねぎを軽く炒め、油が回ったらゆでた豚肉を加えて炒める。
③ 豚肉が熱くなったら先に炒めておいたキャベツと合わせる。
④ 全体的に具材がからみ合ったらソースを加えて、最後にごま油入れて香りをつけ、器に盛る。ピーマン、赤ピーマンは素揚げにして飾る。

ポイント
＊キャベツは手でちぎることで味がからみやすくなる。ゆですぎに注意する。

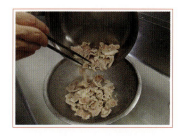 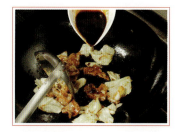

ポークチャップ

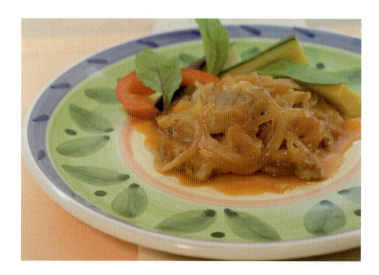

栄養価（1人分）	
エネルギー	346kcal
たんぱく質	14.9g
脂　質	26.1g
炭水化物	9.6g
食　塩	0.7g
カリウム	403mg
リ　ン	149mg

材料・分量（1人分）	
豚肉（ロース）	75g
塩	少々（参考：0.1g）
こしょう	少々（参考：0.1g）
小麦粉	適量
焼き油	4g
つけ合わせ	
ズッキーニ	10g
イエローズッキーニ	10g
なす	10g
赤パプリカ	5g
揚げ油	適量
ソース	
玉ねぎ	10g
炒め油	1g
A　トマトケチャップ	10g
濃口しょうゆ	1g
酢	0.4g
みりん	3g
砂糖	1g
水	40g
デトロイト	3枚

＊小麦粉は3g、揚げ油は4gを1人分の分量として栄養価を計算した。

＊デトロイトがない場合はイタリアンパセリを使用する。

作り方

材料の下準備をする

①豚肉は75gの大きさのものを用意し、何ヵ所かすじを切っておく。

②ズッキーニ、イエローズッキーニ、なす、赤パプリカは食べやすい大きさに切り水にさらす。

③玉ねぎは皮をむき、千切りにして水にさらす。

④すべての野菜は充分水にさらしたらしっかりと水気を切る。

ソースを作る

●鍋に油を入れて火にかけ、千切りにした玉ねぎを炒める。玉ねぎがしんなりとしてきたら、Aを加えて一煮立ちさせる。

仕上げる

①豚肉に塩、こしょうで下味をつけ、小麦粉をまぶす。

②フライパンに油を入れて火にかけ、充分に熱したら豚肉を片面から入れて焼く。6割程火が通ったら裏返し、火加減を弱火にして反対の面に火を通す。火が通ったらソースを入れ、焼きからめる。

③ズッキーニ、イエローズッキーニ、なす、赤パプリカは素揚げする。

④豚肉を切り分けて皿に盛り、ズッキーニ、イエローズッキーニ、なす、赤パプリカを添える。

⑤フライパンに余っているソースはすべて皿にかけ、最後にデトロイトを飾る。

メンチカツ

主菜（肉）

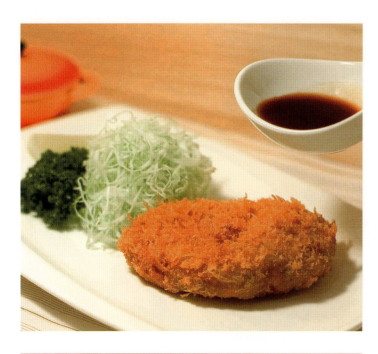

栄養価（1人分）	
エネルギー	370kcal
たんぱく質	16.5g
脂　質	26.5g
炭水化物	11.6g
食　塩	0.8g
カリウム	370mg
リ　ン	162mg

材料・分量（1人分）	
豚ひき肉	75g
玉ねぎ	20g
炒め油	2g
A　塩	少々（参考：0.1g）
コンソメ	少々（参考：0.1g）
こしょう	少々（参考：0.1g）
ナツメグ	少々（参考：0.1g）
小麦粉	適量
卵	適量
パン粉	適量
揚げ油	適量
つけ合わせ	
キャベツ	20g
レモン	5g
パセリ	3g
とんかつソース	20g

＊小麦粉は3g、卵は5g、パン粉は10g、揚げ油は12gを1人分の分量として栄養価を計算した。

作り方

材料の下準備をする
①玉ねぎはみじん切りにして水にさらしておく。
②キャベツは千切りにして水にさらす。レモンはくし切りにする。
③玉ねぎの水気を充分切って、フライパンで軽く炒める。しんなりしたら皿などにうつして冷ます。

ソースを作る
● 124ページを参照して「手作りとんかつソース」を作る。

仕上げる
①豚ひき肉に炒めた玉ねぎとAを加えてよく混ぜ合わせる。
②形をととのえ、小麦粉、溶き卵、パン粉の順に衣をつけて色よく揚げる。
③器に水気を切ったキャベツ、メンチカツをのせてレモンとパセリを盛りつける。
④ソースは別の器で1人分20gを添える。

ポイント
＊余熱で中まで火を通すとジューシーに仕上がる。

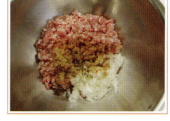
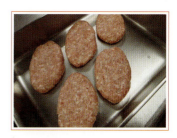

豚肉のわさびおろしソース

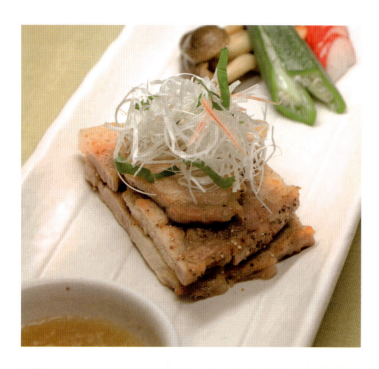

栄養価（1人分）	
エネルギー	321kcal
たんぱく質	15.8g
脂　質	24.4g
炭水化物	6.0g
食　塩	0.6g
カリウム	387mg
リ　ン	162mg

材料・分量（1人分）	
豚肉（ロース）	80g
塩　　少々（参考：0.1g）	
こしょう　少々（参考：0.2g）	
小麦粉	3g
焼き油	5g
つけ合わせ	
しめじ	12g
揚げ油	適量
オクラ	5g
長ねぎ	3g
みょうが	0.8g
三つ葉	2g
はつか大根	5g
わさびおろしソース	20g

＊揚げ油は5gを1人分の分量として栄養価を計算した。

作り方

材料の下準備をする
① しめじは小房に分け石づきをとる。
② オクラは下ゆでしておく。
③ 長ねぎ、みょうがは千切りにし、三つ葉と合わせて水にさらしておく。
④ 豚肉はすじを何ヵ所か切っておく。

ソースを作る
● 125ページを参照して「手作りわさびおろしソース」を作る。

仕上げる
① 豚肉に塩、こしょうをして小麦粉をつけ、フライパンで両面を焼く。
② しめじは油で素揚げする。
③ オクラを熱湯で温めておく。
④ 豚肉を食べやすい大きさに切り分けて皿に盛り、しめじ、オクラ、はつか大根を彩りよく盛りつける。
⑤ 長ねぎ、みょうが、三つ葉は盛りつけた豚肉の上にふんわりと飾る。
⑥ ソースは別の器で1人分20gを添える。

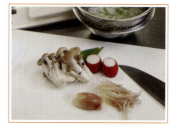

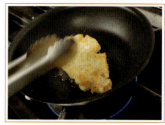

豚肉の玉ねぎバターソース

主菜（肉）

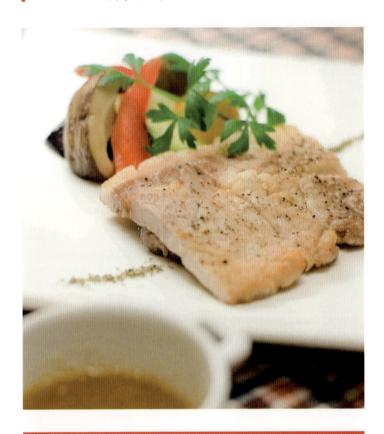

栄養価（1人分）	
エネルギー	394kcal
たんぱく質	16.1g
脂質	30.7g
炭水化物	8.9g
食塩	0.6g
カリウム	418mg
リン	166mg

材料・分量（1人分）	
豚肉（ロース）	80g
塩	少々（参考：0.1g）
こしょう	少々（参考：0.2g）
小麦粉	3g
焼き油	5g
つけ合わせ	
なす	15g
ズッキーニ	12g
しいたけ	10g
赤パプリカ	4g
揚げ油	適量
ミニトマト	10g
イタリアンパセリ	少々（参考：1g）
玉ねぎバターソース	30g

＊揚げ油は5gを1人分の分量として栄養価を計算した。

作り方

材料の下準備をする

①なす、ズッキーニ、赤パプリカは食べやすい大きさに切り、水にさらしておく。
②しいたけは石づきを取り半分に切る。ミニトマトは水で洗い半分に切る。
③豚肉は何ヵ所かすじを切っておく。

ソースを作る

● 129ページを参照して「手作り玉ねぎバターソース」を作る。

仕上げる

①豚肉に塩、こしょうをして小麦粉をつけ、フライパンで両面を焼く。
②なす、ズッキーニ、赤パプリカ、しいたけを油で素揚げする。
③豚肉を食べやすい大きさに切り分けて皿に盛り、素揚げにした野菜とミニトマトを彩りよく盛りつけ、イタリアンパセリを飾る。
④ソースは別の器で1人分30gを添える。

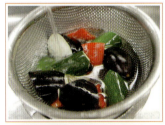

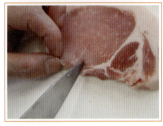

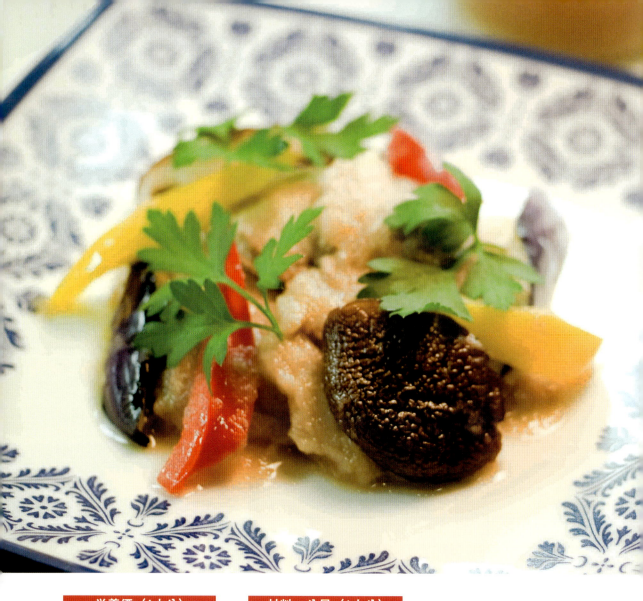

栄養価（1人分）	
エネルギー	331kcal
たんぱく質	15.9g
脂　質	25.2g
炭水化物	6.9g
食　塩	0.5g
カリウム	374mg
リ　ン	159mg

材料・分量（1人分）

豚肉（ロース）	80g
塩	少々（参考：0.1g）
こしょう	少々（参考：0.1g）
小麦粉	3g
油	3g
つけ合わせ	
なす	10g
しいたけ	12g
赤パプリカ	4g
揚げ油	適量
イタリアンパセリ	少々
	（参考：3g）
ジンジャーソース	45g

＊揚げ油は5gを1人分の分量として栄養価を計算した。

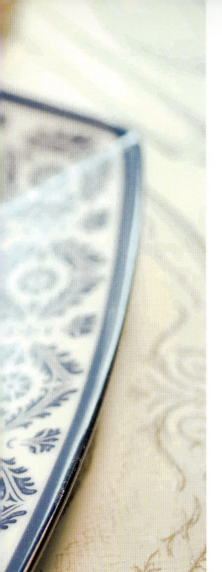

ポークジンジャー

主菜（肉）

作り方

材料の下準備をする
①豚肉は 80g に切り、すじ切りする。
②なす、赤パプリカはそれぞれ縦長に切って水にさらし、ペーパータオルなどで水気を取る。
③しいたけは石づきを取り斜め半分に切る。
④イタリアンパセリを水にさらしておく。

ソースを作る
● 128 ページを参照して「手作りジンジャーソース」を作る。

肉を焼く
①フライパンを中火にかけ、熱くなってきたら油を入れて全体的になじませ、弱火にして熱しておく。
②豚肉の片面に塩、こしょうを振り、両面に小麦粉をまぶす。
③フライパンの火加減を中火にし、豚肉を片面から入れ焼く。焼き色がついたら裏返し、弱火で 8 割ほど火を通す。
④豚肉を取り出しいったん余分な油を捨て、豚肉をフライパンに戻してジンジャーソースを注ぎ、豚肉を焼きからめながらしっかり火を通す。
⑤ジンジャーソースにとろみがついてきたら豚肉を取り出し、ジンジャーソースを別の器に移しておく。
⑥野菜はそれぞれ素揚げする。

仕上げる
①豚肉を一口大にそぎ切りして器に盛り、素揚げにした野菜を彩りよくのせ、別の器に移しておいたジンジャーソースを全体的に回しかける。
②水にさらしておいたイタリアンパセリの水気を切り、バランスよく飾る。

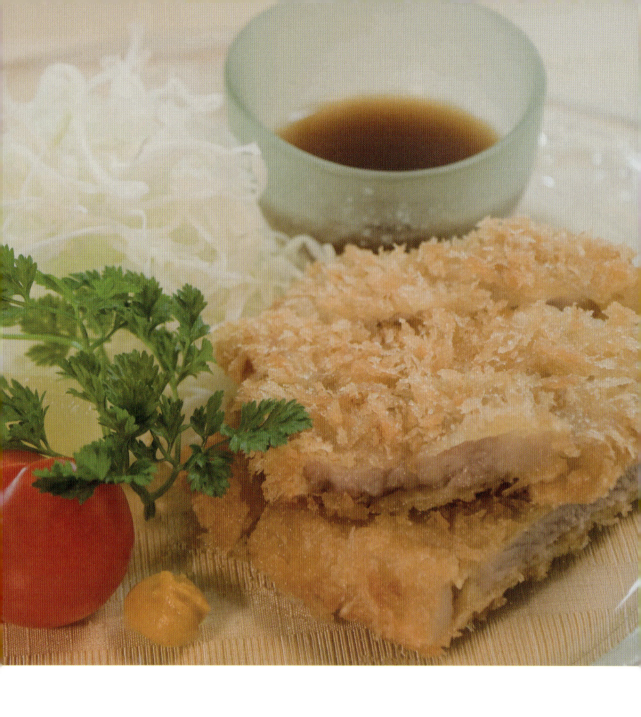

とんかつ

主菜（肉）

栄養価（1人分）

エネルギー	403kcal
たんぱく質	17.0g
脂　質	29.3g
炭水化物	12.5g
食　塩	0.9g
カリウム	370mg
リ　ン	167mg

材料・分量（1人分）

豚肉（ロース）	80g
塩	少々（参考：0.1g）
こしょう	少々（参考：0.1g）
小麦粉	適量
卵	適量
パン粉	適量
揚げ油	適量
つけ合わせ	
キャベツ	15g
レモン	5g
ミニトマト	10g
セルフィーユ	少々
	（参考：3g）
とんかつソース	20g
練りからし	2g

＊小麦粉は4g、卵は3g、パン粉は10g、揚げ油は10gを1人分の分量として栄養価を計算した。

作り方

材料の下準備をする

①豚肉は80gの大きさのものを用意し、何ヵ所かすじを切っておく。
②キャベツは千切りにして水にさらす。充分水にさらしたら、しっかりと水気を切る。
③ミニトマトはへたを取って水で洗い、縦半分に切る。
④レモンはくし切りにする。
⑤豚肉に塩、こしょうで下味をつけ、小麦粉、溶き卵、パン粉の順に衣をつける。

ソースを作る

● 124ページを参照して「手作りとんかつソース」を作る。

仕上げる

①鍋に油を入れて160℃位に熱し、衣をつけた豚肉を色よく揚げる。
②豚肉が揚がったら3～4分ほど休ませ、食べやすい大きさに切る。
③器に豚肉、キャベツ、レモン、ミニトマトを盛り、練りからしを添えて、セルフィーユを飾る。
④ソースは別の器で1人分20gを添える。

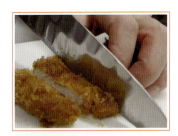

鶏しそ天ぷら

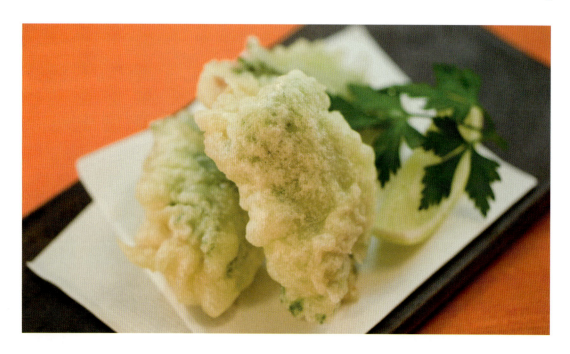

栄養価（1人分）

エネルギー	248kcal
たんぱく質	11.3g
脂　質	15.7g
炭水化物	13.5g
食　塩	**0.7g**
カリウム	**231mg**
リ　ン	**117mg**

材料・分量（1人分）

鶏肉（もも）	20g×3枚
塩	少々（参考：0.1g）
薄力粉	適量
青しそ	3g
天ぷら粉	適量
水	適量
揚げ油	適量
レモン	5g
イタリアンパセリ	少々
	（参考：1g）
天つゆ	18g

＊薄力粉は8g、天ぷら粉、揚げ油は7gを1人分の分量として栄養価を計算した。

作り方

材料の下準備をする

①鶏肉は1枚20gの大きさのものを3枚用意し、塩で下味をつける。青しその片面に薄力粉をつけて鶏肉に巻きつける。
②レモンはくし切りにする。
③イタリアンパセリは充分水にさらし、ペーパータオルなどでしっかりと水気をふき取る。
④天ぷら粉は適量の水で溶き、天ぷら衣を作る。

天つゆを作る

● 126ページを参照して「手作り天つゆ」を作る。

仕上げる

①鍋に油を入れて170℃位に熱する。青しそを巻いた鶏肉に、薄力粉を薄くまぶし、天ぷら衣をつけて揚げる。
②鶏肉が揚がったらしっかりと油を切り、皿に盛りつけレモン、イタリアンパセリを添える。
③天つゆは別の器で1人分18gを添える。

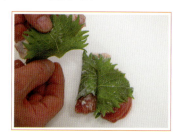

鶏の竜田揚げ

主菜（肉）

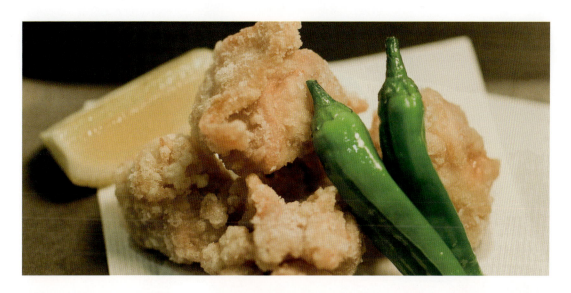

栄養価（1人分）

エネルギー	301kcal
たんぱく質	13.6g
脂　質	21.4g
炭水化物	10.9g
食　塩	0.8g
カリウム	287mg
リ　ン	144mg

材料・分量（1人分）

鶏肉（もも）	20g×4個
塩　　　少々	（参考：0.2g）
こしょう　少々	（参考：0.1g）
生姜	3g
濃口しょうゆ	1g
砂糖	0.2g
酒	2g
卵	1g
片栗粉	適量
揚げ油	適量
つけ合わせ	
ししとう	12g
レモン	5g
ポン酢しょうゆ	17g

＊片栗粉は10g、揚げ油は10gを1人分の分量として栄養価を計算した。

作り方

材料の下準備をする

①鶏肉は1個20gの大きさものを4個用意する。生姜は皮をむき、すりおろしておく。

②ししとうは素揚げしたときに破裂しないように、竹串などで穴をあけておく。

③レモンはくし切りにする。

鶏肉に下味をつける

①ボウルに鶏肉を入れ、生姜、塩、こしょうを入れ揉みこむ。

②全体的になじんだら、濃口しょうゆ、砂糖、酒を入れ、混ぜ合わせた後に15～20分程度おく。

③下味をつけた鶏肉に卵を溶いて混ぜ合わせ、別の容器に用意した片栗粉をまぶしバットなどに並べ3分程度おく。

ポン酢しょうゆを作る

● 124ページを参照して「手作りポン酢しょうゆ」を作る。

仕上げる

①鍋に油を入れて160℃位に熱し、下味をつけておいた鶏肉を揚げる。ししとうは素揚げする。

②揚げた材料はそれぞれしっかりと油を切って皿に盛り、レモンを添える。

③ポン酢しょうゆは別の器で1人分17gを添える。

鶏のから揚げ 南蛮だれ

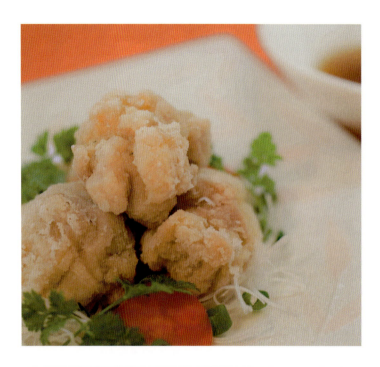

栄養価（1人分）	
エネルギー	309kcal
たんぱく質	14.4g
脂　質	21.8g
炭水化物	10.8g
食　塩	0.8g
カリウム	317mg
リ　ン	154mg

材料・分量（1人分）	
鶏肉（もも）	20g×4個
塩	少々（参考：0.2g）
こしょう	少々（参考：0.1g）
酒	2g
卵	5g
小麦粉	4g
片栗粉	適量
揚げ油	適量
つけ合わせ	
ミニトマト	10g
長ねぎ	6g
小ねぎ	1g
セルフィーユ	少々
	（参考：3g）
南蛮だれ	25g

＊片栗粉は4g、揚げ油は10gを1人分の分量として栄養価を計算した。

作り方

材料の下準備をする
①鶏肉は1個20gの大きさのものを4個用意する。
②ボウルに鶏肉を入れ、塩、こしょう、酒を加え揉みこむ。しっかりと揉みこんだら溶き卵、小麦粉を入れて混ぜ合わせ、なじませる。
③材料がある程度なじんだら鶏肉の表面に片栗粉をまぶし、バットに並べておく。
④ミニトマトは水で洗ってへたを取り、4分の1に切る。
⑤長ねぎは千切り、小ねぎは小口切りにしてそれぞれ水にさらす。充分さらしたらペーパータオルなどで水気を切る。

南蛮だれを作る
● 125ページを参照して「手作り南蛮だれ」を作る。

仕上げる
①鍋に油を入れて160℃位に熱し、鶏肉を揚げ、火が通ったらしっかりと油を切る。
②千切りにした長ねぎを器に敷いた上に揚げた鶏肉を盛りつけ、ミニトマト、小ねぎ、セルフィーユを飾る。
③南蛮だれは別の器で1人分25gを添える。

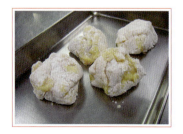

油淋鶏（ユーリンチー）

主菜（肉）

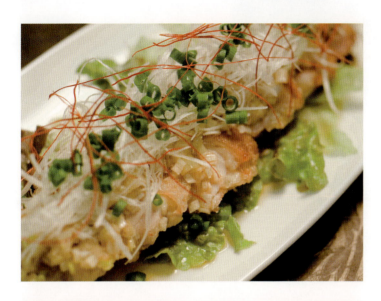

栄養価（1人分）	
エネルギー	311kcal
たんぱく質	14.5g
脂　質	22.3g
炭水化物	9.9g
食　塩	1g
カリウム	304mg
リ　ン	155mg

材料・分量（1人分）	
鶏肉（もも）	80g
塩	少々（参考：0.2g）
こしょう	少々（参考：0.1g）
酒	2g
卵	5g
小麦粉	適量
片栗粉	適量
揚げ油	適量
つけ合わせ	
レタス	5g
サニーレタス	5g
長ねぎ	4g
小ねぎ	2g
糸とうがらし	少々
	（参考：0.1g）
香味ソース	25g

＊小麦粉、片栗粉は4g、揚げ油は10gを1人分の分量として栄養価を計算した。

作り方

材料の下準備をする

①鶏肉は1人分80gの大きさに切る。レタス、サニーレタスは、適当な大きさに手でちぎり、水にさらす。

②長ねぎは白髪ねぎにし、小ねぎは小口切りにする。それぞれ充分水にさらし、ペーパータオルなどでしっかりと水気をふき取っておく。

鶏肉に下味をつける

①適当なボウルに鶏肉を入れ、塩、こしょう、酒を入れ揉みこむ。

②しっかりと揉みこんだら溶き卵を入れ合わせ、小麦粉、片栗粉を入れ充分に合わせておく。

ソースを作る

● 130ページを参照して「手作り香味ソース」を作る。

仕上げる

①鍋に油を入れて160℃位に熱し、下味をつけておいた鶏肉を揚げる。しっかりと揚がったら油を切って、そのまま3〜4分程度休ませる。

②皿に水気を切ったレタスとサニーレタスを敷き、揚げた鶏肉を食べやすい大きさに切ってのせる。

③香味ソースを全体的に回しかけ、白髪ねぎ、小ねぎ、糸とうがらしを飾る。

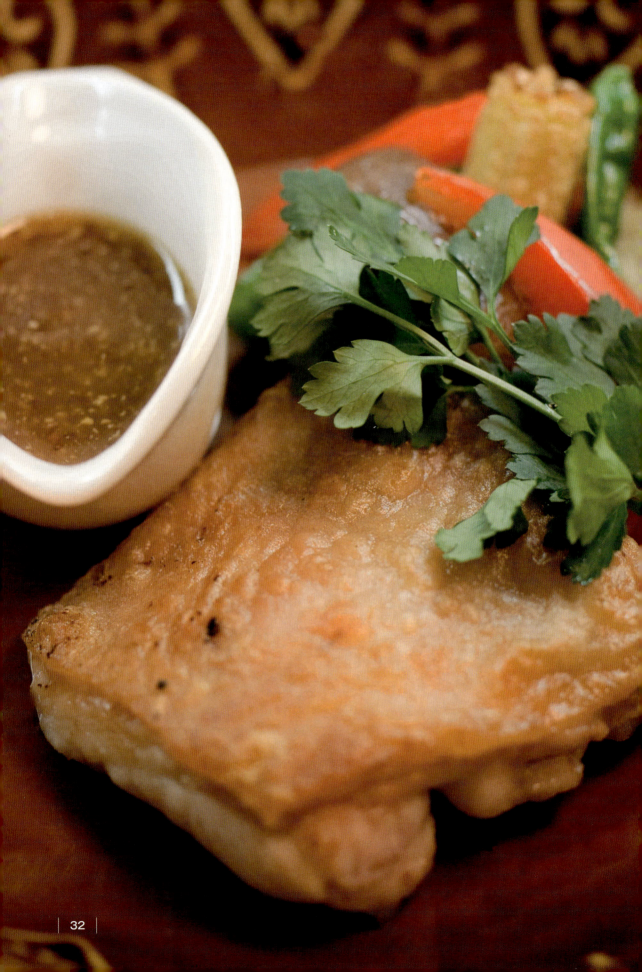

鶏肉のソテー マスタードソース

主菜（肉）

栄養価（1人分）

エネルギー	283kcal
たんぱく質	14.7g
脂　質	19.7g
炭水化物	9.7g
食　塩	0.5g
カリウム	356mg
リ　ン	159mg

材料・分量（1人分）

鶏肉（もも）	80g
塩	少々（参考：0.1g）
こしょう	少々（参考：0.1g）
小麦粉	適量
焼き油	4g
つけ合わせ	
しいたけ	10g
赤パプリカ	12g
ヤングコーン	8g
ししとう	10g
揚げ油	適量
ソース	
粒マスタード	1.8g
濃口しょうゆ	1.5g
はちみつ	1.5g
みりん	3g
水	13g
片栗粉	0.7g
イタリアンパセリ	少々（参考：2g）

＊小麦粉は5g、揚げ油は4gを1人分の分量として栄養価を計算した。

作り方

材料の下準備をする

①鶏肉は80gの大きさのものを用意し、余分なすじ、軟骨は取り除く。
②しいたけ、赤パプリカは食べやすい大きさに切る。
③赤パプリカは充分水にさらしたらしっかりと水気を切る。
④ヤングコーンは熱湯でゆで、そのまま生上げする（15ページ参照）。
⑤ししとうは破裂するのを防ぐため、何ヵ所か穴をあけておく。
⑥イタリアンパセリは水にさらす。充分さらしたら、ペーパータオルなどでしっかりと水気をふき取る。

ソースを作る

●鍋にソースの材料をすべて入れてよく混ぜ合わせ、火にかける。とろみがついたら火を止める。

仕上げる

①鶏肉に塩、こしょうで下味をつけ、小麦粉をまぶしておく。
②フライパンに油を入れて火にかけ、充分に熱くなったら、火加減を中火にして、鶏肉の皮の面から入れて焼く。皮がパリッとしたら裏返し、火加減を弱火にしてしっかりと火を通す。しいたけ、赤パプリカ、ヤングコーン、ししとうは素揚げする。
③鶏肉が焼きあがったら皿に盛り、素揚げにした野菜をバランスよく盛りつける。
④最後にイタリアンパセリを飾り、ソースは別の器で添える。

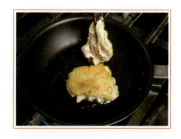

牛肉の黒酢炒め

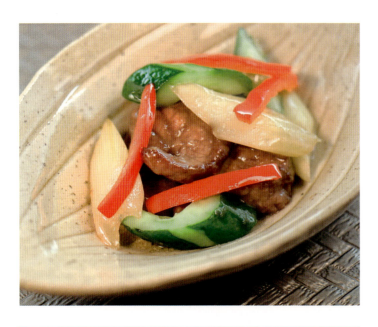

栄養価（1人分）	
エネルギー	238kcal
たんぱく質	13.4g
脂　質	15.8g
炭水化物	8.5g
食　塩	0.6g
カリウム	380mg
リ　ン	138mg

材料・分量（1人分）	
牛肉（ひれ）	60g
塩	少々（参考：0.1g）
こしょう	少々（参考：0.1g）
酒	2g
卵	3g
片栗粉	3g
揚げ油	適量
赤ピーマン	6g
きゅうり	20g
セロリ	20g
黒酢ソース	25g
ごま油	0.5g

＊揚げ油は12gを1人分の分量として栄養価を計算した。

作り方

材料の下準備をする
① 牛肉は少し厚めのそぎ切りにする。
② ボウルに牛肉を入れ、塩、こしょう、酒を加えよく揉みこみ、溶き卵、片栗粉を混ぜ合わせ、下味をつける。
③ セロリは皮をむき、厚めの斜め切りにして水にさらす。しっかりと水にさらしたら熱湯で軽くゆで、冷水で冷やす。
④ きゅうりは縦半分に切り、芯の部分をスプーンなどで取り除き、厚めの斜め切りにする。赤ピーマンは種を取り、太めの千切りにしてそれぞれ水にさらす。しっかりと水にさらしたら、水気を切っておく。

ソースを作る
● 126ページを参照して「手作り黒酢ソース」を作る。

仕上げる
① 鍋に油を入れて160℃位に熱し、セロリ、きゅうり、赤ピーマンの順に入れて軽く油で揚げてしっかりと油を切る。
② 同じ油を再度180℃位まで熱し、牛肉を1枚ずつ広げて入れて8割程度火が入るように揚げ、油を切る。
③ フライパンに黒酢を入れて火にかけ、沸いてきたら揚げた野菜と牛肉を入れ、黒酢とからめ合わせる。
④ 最後にごま油を加え、軽く混ぜる。

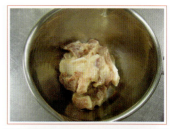

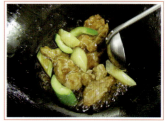

牛肉の細切り炒め

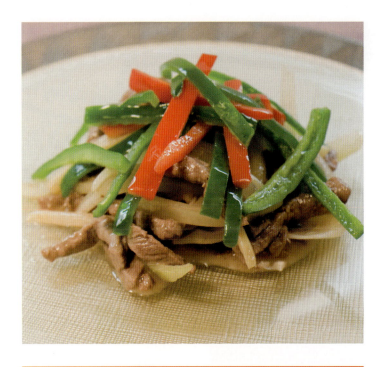

栄養価（1人分）	
エネルギー	280kcal
たんぱく質	14.8g
脂 質	19.4g
炭水化物	8.4g
食 塩	0.8g
カリウム	334mg
リ ン	145mg

材料・分量（1人分）	
牛肉（ひれ）	65g
牛肉の下味	
塩	0.1g
こしょう	0.1g
酒	1g
卵	2g
片栗粉	3g
油	2g
玉ねぎ	25g
たけのこ（水煮、細切り）	15g
ピーマン	15g
赤ピーマン	5g
揚げ油	適量
ソース	
オイスターソース	4.5g
酒	6g
濃口しょうゆ	1g
砂糖	0.3g
みりん	1g
水	12g
片栗粉	0.5g
ごま油	1g

＊揚げ油は13gを1人分の分量として栄養価を計算した。

主菜（肉）

作り方

材料の下準備をする
①牛肉は長さ8cm位の細切りにする。ボウルに牛肉を入れ、塩、こしょう、酒を加え揉みこみ、ある程度揉みこんだら溶き卵、片栗粉、油の順に加え混ぜ合わせる。
②玉ねぎ、ピーマン、赤ピーマンは千切りにし、それぞれ水にさらす。充分水にさらしたら、しっかりと水気を切っておく。
③たけのこはゆでて、生上げする（15ページ参照）。

ソースを作る
●鍋にソースの材料をすべて入れ、木べらで混ぜながら加熱し、とろみがついたら火を止める。

仕上げる
①フライパンに油を入れて150℃位に熱し、玉ねぎ、たけのこ、ピーマン、赤ピーマンの順に加え、すぐに油を切る。再度油を用意して160℃位に熱し、牛肉をほぐしながら入れて8割ほど火が通ったら油を切る。
②フライパンにソースを入れて火にかけ、沸いてきたら揚げた牛肉と野菜を加えてソースと炒め合わせ、最後にごま油を入れ、軽く混ぜる。

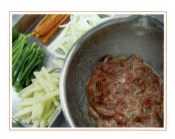

さんまの梅煮

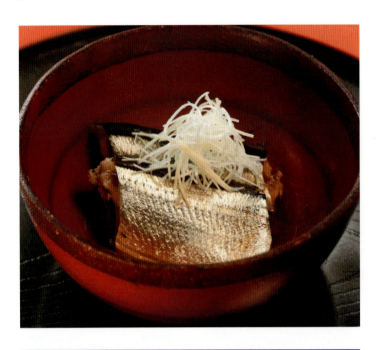

栄養価（1人分）	
エネルギー	249kcal
たんぱく質	13.4g
脂　質	17.3g
炭水化物	5.0g
食　塩	1g
カリウム	174mg
リ　ン	134mg

材料・分量（1人分）	
さんま	70g
梅干し	5g
長ねぎ	4g
生姜	1g
煮汁	
酒	10g
みりん	2.5g
砂糖	2g
濃口しょうゆ	2.5g
生姜	3g
和風顆粒調味料	0.2g
水	50g

用意	
魚を洗う水	
（下記を混ぜ合わせておく）	
塩	0.2g
水	150g
日本酒	5g

＊魚を洗う水は栄養価に加算していない。

作り方

材料の下準備をする

①さんまはうろこ、頭、内臓を取り、筒切りにする。
②さんまを魚を洗う水で洗い、もう一度真水ですすいでペーパータオルなどで水気をふき取る。
③鍋に熱湯を沸かし、さんまを入れて霜降りをかけ、冷水に取る（15ページ参照）。
④長ねぎ、生姜は千切りにして水にさらす。充分水にさらしたら、しっかりと水気を切る。
⑤梅干しは種を取っておく。

仕上げる

①鍋に煮汁の材料をすべて入れ火にかけ、煮汁が沸騰したらさんまと梅干しを入れる。
②再度沸騰したら中火より少し弱い火加減にして、煮汁が3分の2位になるまでゆっくりと煮て、煮あがったらそのまま冷ます。
③器に盛りつけるときに再度温め、長ねぎ、生姜をあしらう。

ポイント

＊一度冷ますことで、薄味でも味が浸みる。

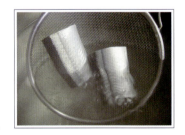

銀だらの漬け焼き

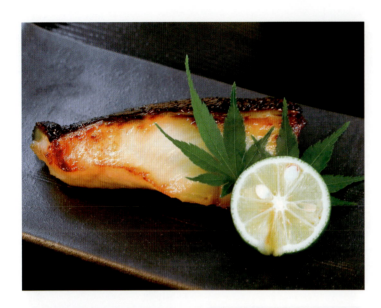

主菜（魚）

栄養価（1人分）

エネルギー	196kcal
たんぱく質	10.7g
脂　質	14.1g
炭水化物	3.9g
食　塩	0.6g
カリウム	283mg
リ　ン	142mg

材料・分量（1人分）

銀だら	80g
合わせ調味料	
みそ	0.8g
濃口しょうゆ	1g
めんつゆ（3倍濃縮）	2g
砂糖	2g
みりん	2g
酒	2g
すだち	5g

用意

魚を洗う水
（下記を混ぜ合わせておく）

塩	0.2g
水	150g
日本酒	5g

＊魚を洗う水は栄養価に加算していない。

作り方

材料の下準備をする

① 銀だらは80g位の大きさに切り、魚を洗う水で洗い、もう一度真水ですすいでペーパータオルなどでしっかりと水気を切る。
② ボウルに合わせ調味料の材料をすべて入れ、よく混ぜ合わせる。
③ すだちを横半分に切る。

魚を漬ける

① 食品用のビニール袋に水気を切った銀だらと合わせ調味料を入れる。
② ビニール袋の空気をできるだけ抜いて、銀だら全体に合わせ調味料がからむように揉みこむ。ビニール袋を閉じて冷蔵庫で1日保存する。

仕上げる

① ビニール袋から銀だらを取り出し、ペーパータオルなどで水気を軽く抑え、魚焼きグリルで両面を色よく焼く。
② 器に盛り、すだちを添える。

ポイント

＊揉みこむ際、魚が崩れないように注意する。
＊合わせ調味料を合わせみそに変えてもおいしくできる（39ページ参照）。

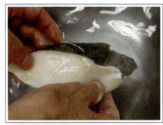

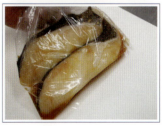

かれいのから揚げ ポン酢しょうゆ

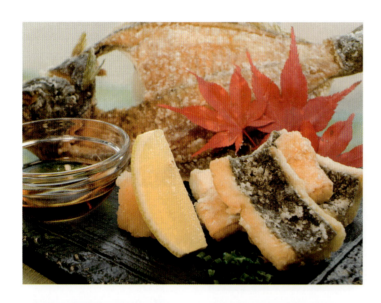

栄養価（1人分）	
エネルギー	176kcal
たんぱく質	14.2g
脂　質	9.0g
炭水化物	8.4g
食　塩	0.7g
カリウム	307mg
リ　ン	153mg

材料・分量（1人分）	
かれい	70g
塩	0.1g
大根	20g
とうがらし（乾燥）	少々
	（参考：0.1g）
片栗粉	適量
揚げ油	適量
小ねぎ	3g
レモン	5g
ポン酢しょうゆ	17g

＊片栗粉は7g、揚げ油は8gを1人分の分量として栄養価を計算した。

用意

魚を洗う水
（下記を混ぜ合わせておく）
塩	0.2g
水	150g
日本酒	5g

＊魚を洗う水は栄養価に加算していない。

作り方

材料の下準備をする

① かれいはうろこを取り、頭、内臓を取ってぬめりが残らないように水できれいに洗う。
② かれいを魚を洗う水で洗い、もう一度真水ですすぐ。ペーパータオルなどで水気をふき取り、5枚におろした後、一口大に切る。
③ かれいに塩を振って下味をつけ、味をなじませるために10分程度おく。
④ 大根は皮をむき、充分水にさらした後、とうがらしと一緒にすりおろしてもみじおろしを作る。余分な水分はざるなどで切っておく。
⑤ 小ねぎは小口切りにし、充分水にさらしておく。
⑥ レモンはくし切りにする。

ポン酢しょうゆを作る

● 124ページを参照して「手作りポン酢しょうゆ」を作る。

仕上げる

① 下味をつけたかれいに片栗粉をまぶし、170℃位の油で香ばしく揚げる。
② 器にから揚げにしたかれいを盛り、もみじおろし、小ねぎ、レモンを盛りつける。
③ ポン酢しょうゆは別の器で1人分17gを添える。

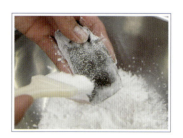

さばのみそ焼き

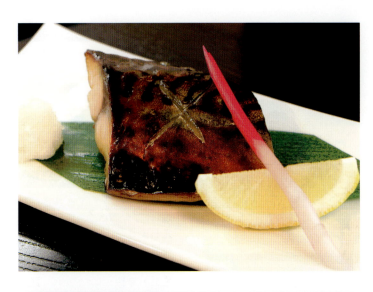

栄養価(1人分)	
エネルギー	258kcal
たんぱく質	12.7g
脂 質	19.1g
炭水化物	5.8g
食 塩	1.2g
カリウム	249mg
リ ン	156mg

主菜(魚)

材料・分量(1人分)

さば	70g
合わせみそ	
みそ	5g
砂糖	2g
みりん	4g
酒	1g
はじかみ	5g
レモン	5g
大根	20g

用意

魚を洗う水
（下記を混ぜ合わせておく）

塩	0.2g
水	150g
日本酒	5g

＊魚を洗う水は栄養価に加算していない。

作り方

材料の下準備をする

①さばは70g位の大きさに切って魚を洗う水で洗い、もう一度真水ですすいでペーパータオルなどで水気を切る。
②ボウルに合わせみその材料をすべて入れ、よく混ぜ合わせる。
③レモンをくし切りにする。
④大根は皮をむいて充分水にさらした後にすりおろし、ざるなどで水気を切る。

魚を漬ける

①食品用のビニール袋に水気を切ったさばと合わせみそを入れる。
②ビニール袋の空気をできるだけ抜いて、さば全体に合わせみそがからむように軽く揉みこむ。ビニール袋を閉じて冷蔵庫で1日保存する。

仕上げる

①ビニール袋からさばを取り出し、合わせみそを水で軽く洗う。
②ペーパータオルなどで水気を抑え、魚焼きグリルで両面を色よく焼く。
③器に盛り、はじかみ、レモン、大根おろしを添える。

ポイント

＊揉みこむ際、魚が崩れないように注意する。
＊さばは、皮が焦げやすいので注意する。

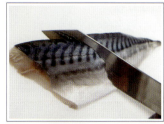

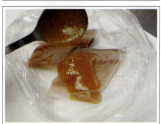

真鯛のソテー 薬味添え

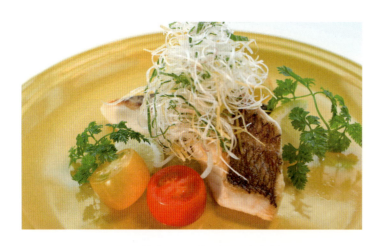

栄養価（1人分）	
エネルギー	260kcal
たんぱく質	14.4g
脂　質	17.4g
炭水化物	9.3g
食　塩	0.6g
カリウム	414mg
リ　ン	165mg

材料・分量（1人分）	
真鯛	20g × 3切れ
塩	0.2g
こしょう	0.1g
小麦粉	適量
焼き油	4g
ミニトマト	16g
黄ミニトマト	16g
セルフィーユ	少々
（参考：1g）	
薬味	
長ねぎ	5g
みょうが	3g
青しそ	0.5g
にんじん	0.5g
ソース	
マヨネーズ	7g
淡口しょうゆ	1g
みりん	3g
油	1.5g
砂糖	0.2g
酢	1g
こしょう	少々
（参考：0.1g）	

＊小麦粉は6gを1人分の分量として栄養価を計算した。

用意	
魚を洗う水	
（下記を混ぜ合わせておく）	
塩	0.2g
水	150g
日本酒	5g

＊魚を洗う水は栄養価に加算していない。

作り方

材料の下準備をする

①真鯛のうろこ、頭、内臓を取り、3枚におろして、魚を洗う水で洗う。もう一度真水ですすぎ、ペーパータオルなどで水気をふき取る。1切れ20gの大きさのものを3切れ用意し、塩とこしょうを振っておく。

②長ねぎ、みょうが、青しそ、にんじんは細い千切りにし、水にさらしながら混ぜ合わせ、しっかりと水気を切って、薬味として使う。

③ミニトマトは食べやすい大きさに切る。

ソースを作る

●ボウルにソースの材料をすべて入れ、よく混ぜ合わせる。

仕上げる

①フライパンに油を入れ、火にかける。

②鯛に小麦粉をまぶし、皮目から弱火で焼く。鯛の皮目が香ばしく焼きあがったら裏返して焼きあげる。

③鯛に火が通ったら器に盛ってソースをかけ、薬味、ミニトマト、セルフィーユを飾る。

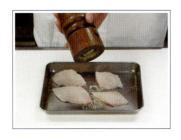 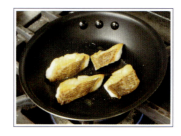

ひらめの磯辺揚げ

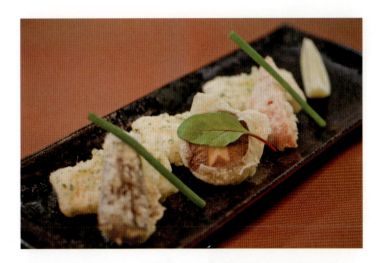

栄養価（1人分）	
エネルギー	238kcal
たんぱく質	14.7g
脂　質	12.6g
炭水化物	15.6g
食　塩	0.6g
カリウム	365mg
リ　ン	176mg

材料・分量（1人分）	
具材	
ひらめ	20g×3切れ
なす	10g
しいたけ	10g
赤パプリカ	5g
薄力粉	適量
塩	少々（参考：0.1g）
こしょう	少々（参考：0.1g）
レモン	5g
小ねぎ	0.4g
デトロイト	1枚
天ぷら粉	適量
水	適量
青海苔	0.2g
揚げ油	適量
ポン酢しょうゆ	17g

＊天ぷら粉は14g、薄力粉は3g、揚げ油は10gを1人分の分量として栄養価を計算した。

＊デトロイトがない場合はイタリアンパセリを使用する。

主菜（魚）

作り方

材料の下準備をする

①ひらめはうろこ、頭、内臓を取り、5枚におろして皮を引き、魚を洗う水で洗う。もう一度真水ですすぎ、ペーパータオルなどで水気をふき取る。1切れ20gの大きさのものを3切れ用意し、塩とこしょうを振っておく。

②なす、赤パプリカは食べやすい大きさに切り、水にさらす。充分水にさらしたらしっかりと水気を切る。

③しいたけは石づきを取り、十字に飾り包丁を入れる。

④レモンはくし切りにし、小ねぎは7cm位の長さに切ったものを2本用意する。デトロイトは充分水にさらす。

⑤青海苔を加えた天ぷら粉を適量の水で溶き、天ぷら衣を作る。

ポン酢しょうゆを作る

● 124ページを参照して「手作りポン酢しょうゆ」を作る。

仕上げる

①鍋に油を入れて170℃位に熱する。天ぷらの具材に薄力粉をまぶし、天ぷら衣をつけて揚げる。

②天ぷらの具材が揚がったらしっかりと油を切り、器に盛って小ねぎ、デトロイト、レモンをあしらう。

③ポン酢しょうゆは別の器で1人分17gを添える。

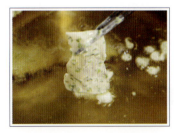

用意	
魚を洗う水	
（下記を混ぜ合わせておく）	
塩	0.2g
水	150g
日本酒	5g

＊魚を洗う水は栄養価に加算していない。

さばのみそ煮

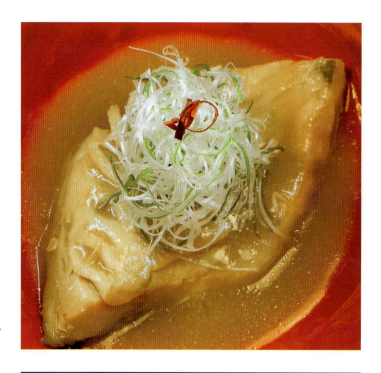

栄養価（1人分）	
エネルギー	297kcal
たんぱく質	14.5g
脂　質	21.7g
炭水化物	6.0g
食　塩	0.8g
カリウム	294mg
リ　ン	179mg

材料・分量（1人分）	
さば	80g
生姜	2g
鷹の爪（輪切り）	少々
（参考：0.1g）	
煮汁	
酒	10g
みそ	4.5g
砂糖	3.6g
濃口しょうゆ	0.5g
水	100g
薬味	
長ねぎ	5g
生姜	0.5g

用意	
魚を洗う水	
（下記を混ぜ合わせておく）	
塩	0.2g
水	150g
日本酒	5g

＊魚を洗う水は栄養価に加算していない。

作り方

材料の下準備をする

①さばは80g位の大きさに切って魚を洗う水で洗い、もう一度真水ですすいで、ざるなどにあげておく。

②鍋に熱湯を沸かし、さばを入れて霜降りをかけ、氷水に取る（15ページ参照）。

③薬味の長ねぎ、生姜は千切りにして水にさらしておく。

煮汁を作る

●煮汁の材料をすべて合わせる。

仕上げる

①鍋に合わせておいた煮汁を入れて沸かし、霜降りをかけたさば、生姜、鷹の爪を入れ、煮汁が3分の2位になるまで中火より少し弱い火加減でゆっくりと煮詰める（煮詰め加減は好みで調節する）。

②煮あがったら器に盛り、煮汁をかけて長ねぎと生姜の千切りをのせる。

ポイント

＊一度冷ましてから温め直すと味が落ち着く。

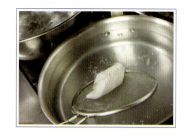

サーモンフライ

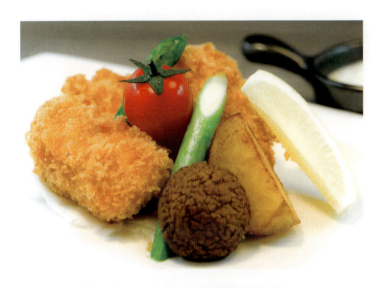

主菜（魚）

栄養価（1人分）	
エネルギー	426kcal
たんぱく質	18.7g
脂 質	30.3g
炭水化物	18.3g
食 塩	0.7g
カリウム	450mg
リ ン	221mg

材料・分量（1人分）	
鮭	60g
塩	0.1g
こしょう	0.2g
小麦粉	適量
卵	適量
パン粉	適量
つけ合わせ	
アスパラガス	10g
しいたけ	10g
じゃがいも	30g
ミニトマト	10g
レモン	5g
揚げ油	適量
タルタルソース	30g

＊小麦粉は3g、卵は8g、パン粉は15g、揚げ油は14gを1人分の分量として栄養価を計算した。

用意	
魚を洗う水	
（下記を混ぜ合わせておく）	
塩	0.2g
水	150g
日本酒	5g

＊魚を洗う水は栄養価に加算していない。

作り方

材料の下準備をする

① 鮭は皮をむいて20g位の大きさに切って魚を洗う水で洗い、もう一度真水ですすいでペーパータオルなどで水気をふき取る。

② 鮭に塩、こしょうを振り、小麦粉、溶き卵、パン粉の順に衣をつける。

③ アスパラガスは下のかたい部分の皮をむいてはかまを取ってゆで、生上げ（きあ）する（15ページ参照）。

④ じゃがいもはよく洗い、皮つきのまま乱切りにして水にさらしたあとゆでておく。

⑤ しいたけは石づきを取っておく。

⑥ レモンはくし切りにする。

ソースを作る

● 133ページを参照して「手作りタルタルソース」を作る。

仕上げる

① 油を熱し、鮭を色よく揚げる。

② アスパラガス、しいたけ、じゃがいもを素揚げする。

③ 器に鮭と野菜を盛りつけ、レモンを飾る。

④ ソースは別の器で1人分30gを添える。

ポイント

＊余熱で火を通すとふんわりと仕上がる。

海老のチリソース

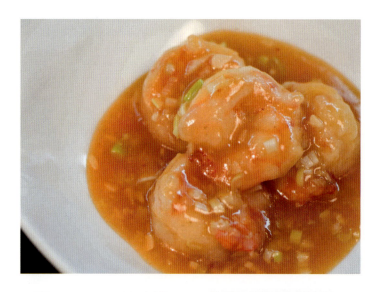

栄養価（1人分）	
エネルギー	202kcal
たんぱく質	11.7g
脂 質	11.5g
炭水化物	10.5g
食 塩	0.9g
カリウム	198mg
リ ン	140mg

材料・分量（1人分）	
海老（ブラックタイガー）	60g
海老の下味	
塩　少々（参考：0.1g）	
こしょう　少々（参考：0.1g）	
酒	3g
卵	3g
片栗粉	6g
揚げ油	適量
長ねぎ	5g
チリソース	
トウバンジャン	0.3g
にんにく	0.5g
生姜	3g
炒め油	3g
酒	2g
A　鶏がらスープ	0.3g
水	35g
トマトケチャップ	7g
砂糖	1.5g
塩　少々（参考：0.1g）	
酢	1g
片栗粉	1g
ごま油	1g

＊揚げ油は7gを1人分の分量として栄養価を計算した。

用意	
片栗粉（海老を洗う際に使用）	適量

＊海老を洗う際に使用する片栗粉は栄養価に加算していない。

作り方

材料の下準備をする

①海老は殻をむいて背わたを取り、片栗粉（分量外）を加えてよく練り、水で洗う。よく洗ったら、ペーパータオルなどでしっかりと水気をふき取る。

②ボウルに海老を入れ、塩、こしょう、酒を加え揉みこみ、ある程度揉みこんだら溶き卵、片栗粉の順に混ぜ合わせる。

③長ねぎ、にんにく、生姜はみじん切りにしておく。

チリソースを作る

●フライパンに油を入れて弱火にかけ、トウバンジャン、にんにく、生姜を入れて炒める。香りがでてきたら酒を加え沸騰させ、Aを入れて一煮立ちさせる。

仕上げる

①フライパンに油を入れて160℃位に熱し、海老を入れて箸で混ぜながら揚げる。8割程度火が通ったら油を切る。

②フライパンにチリソースを入れて沸騰させ、揚げた海老を入れてよく混ぜ合わせる。

③チリソースが全体に混ざり海老に火が通ったら、仕上げに長ねぎ、ごま油を加え、軽く混ぜる。

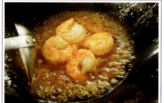

海老フライのとじ煮

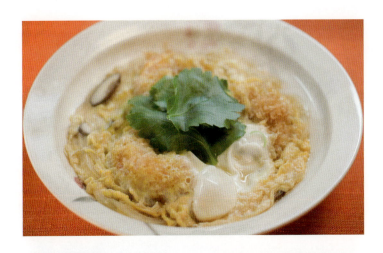

主菜（魚）

栄養価（1人分）

エネルギー	244kcal
たんぱく質	17.3g
脂　質	13.4g
炭水化物	11.0g
食　塩	1.1g
カリウム	284mg
リ　ン	229mg

材料・分量（1人分）

海老（ブラックタイガー）45g

海老の下味
　塩　　　少々（参考：0.1g）
　こしょう　少々（参考：0.1g）

海老の衣
小麦粉	適量
卵	適量
パン粉	適量
揚げ油	適量
しいたけ	10g
玉ねぎ	15g

とじだれ
一番だし	40g
濃口しょうゆ	3.2g
酒	4g
みりん	1.6g
砂糖	1.2g
和風顆粒調味料	0.1g
卵	50g
三つ葉	3g

＊小麦粉は1.2g、卵は4.5g、パン粉は12g、揚げ油は7gを1人分の分量として栄養価を計算した。

用意

片栗粉（海老を洗う際に使用）
　　　　　　　　　　　　適量

＊海老を洗う際に使用する片栗粉は栄養価に加算していない。

作り方

材料の下準備をする

①海老は殻をむいて背わたを取り、片栗粉（分量外）を加えてよく練り、水で洗った後ペーパータオルなどでしっかりと水気をふき取る。

②海老に塩、こしょうで下味をつけ、小麦粉、溶き卵、パン粉の順に衣をつける。

③玉ねぎは皮をむき、千切りにして水にさらす。しっかりと水にさらしたら熱湯で軽くゆで、生上げする（15ページ参照）。しいたけも石づきを取って千切りにし、熱湯でゆでて生上げする。

④三つ葉は水で洗い、適当な長さに切って水にさらす。充分水にさらしたらペーパータオルなどで水気を切る。

とじだれを作る

●鍋にとじだれの材料をすべて入れて一煮立ちさせ、そのまま冷まします。

仕上げる

①鍋に油を入れて180℃位に熱し、海老を揚げる。

②鍋にとじだれ、玉ねぎ、しいたけを入れて煮立たせ、揚げた海老を並べ、軽く煮る。

③卵を溶いて鍋に回し入れて蓋をし、好みの固さまで卵に火を通す。

④卵に火が通ったら器に盛り、三つ葉をあしらう。

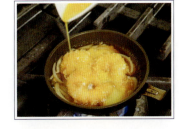

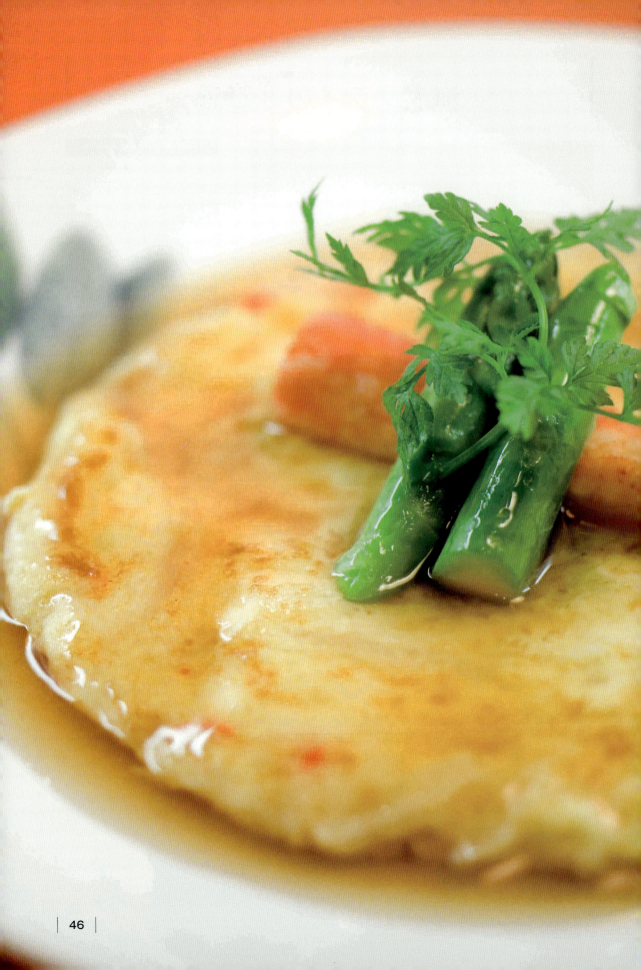

かに玉

栄養価（1人分）

エネルギー	222kcal
たんぱく質	11.6g
脂　質	15.9g
炭水化物	7.7g
食　塩	0.8g
カリウム	224mg
リ　ン	154mg

材料・分量（1人分）

卵	50g
こしょう　少々（参考：0.1g）	
ズワイガニ	20g
千切りたけのこ（水煮）	15g
干ししいたけ（水で戻したもの）	8g
長ねぎ	8g
油	10g
ズワイガニ	8g
アスパラガス	8g
セルフィーユ	少々
（参考：1g）	
甘酢あん	
穀物酢	3g
砂糖	3g
濃口しょうゆ	3g
トマトケチャップ	0.8g
水	35g
ごま油	0.5g
水溶き片栗粉	
片栗粉	1g
水	1g

作り方

材料の下準備をする

①干ししいたけは水で戻してから一度ゆで、縦半分に切り千切りにする。
②千切りたけのこは一度ゆでてから食べやすい長さに切る。
③長ねぎは、はす切りにして水にさらす。
④ズワイガニを軽くゆでて余分な塩分を抜き、大きめにほぐしておく。
⑤飾り用のズワイガニも同様に処理をして、こちらはほぐさずに形を残しておく。
⑥アスパラガスは下のかたい部分の皮をむいてはかまを取って色よくゆで（15ページ参照）、食べやすい長さに切る。

甘酢あんを作る

①鍋に甘酢あんの材料をすべて入れて火にかける。
②一度沸騰したら火を弱めて水溶き片栗粉を加え、とろみをつける。
③仕上げにごま油を加える。

仕上げる

①ボウルに卵を溶きほぐし、こしょう、ズワイガニ、千切りたけのこ、しいたけ、長ねぎを合わせる。
②フライパンに油の半分を入れ熱し、具材を混ぜ合わせた卵を流し入れて箸で手早く混ぜながら片面を焼く。
③色よく焼きあがったら（15ページ参照）裏返して残りの油を卵のふちから回し入れて、こちらも色よく焼きあげる。
④焼きあがったら器にのせて甘酢あんをかける。
⑤鍋に湯を沸かし、ズワイガニとアスパラガスを入れる。温まったら鍋から取り出し、軽く水気を切って盛りつける。最後にセルフィーユを飾る。

主菜（魚）

ポイント

＊ズワイガニの風味がなくなってしまうため、ゆですぎないように注意する。

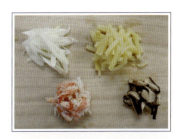
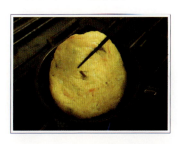

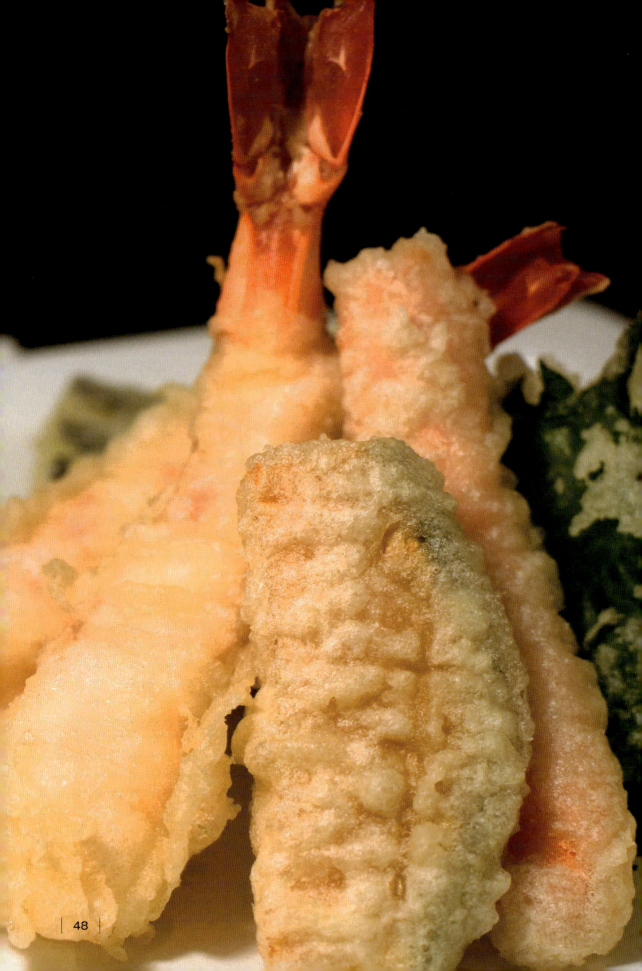

天ぷら盛り合わせ

主菜（魚）

栄養価（1人分）

エネルギー	275kcal
たんぱく質	12.9g
脂　　質	13.3g
炭水化物	24.8g
食　　塩	0.8g
カリウム	316mg
リ　　ン	157mg

材料・分量（1人分）

海老（ブラックタイガー）	28g
ひらめ	18g
塩	少々（参考：0.1g）
ズワイガニ	8g
なす	12g
アスパラガス	8g
かぼちゃ	10g
大葉	0.5g
薄力粉	適量
揚げ油	適量

天ぷら衣

天ぷら粉	適量
水	適量
天つゆ	18g

＊薄力粉は6g、揚げ油は12gを1人分の分量として栄養価を計算した。

用意

片栗粉（海老を洗う際に使用）	適量

＊海老を洗う際に使用する片栗粉は栄養価に加算していない。

作り方

材料の下準備をする

①海老は殻をむいて背わたを取り、片栗粉（分量外）を加えてよく練り、水で洗う。よく洗ったらペーパータオルなどでしっかりと水気を取り、腹の部分に切れ目を入れて伸ばしておく。

②ひらめは食べやすい大きさに切る。ズワイガニは余分な塩分を抜くために軽くゆでる。

③アスパラガスは下のかたい部分の皮をむいてはかまを取って色よくゆで（15ページ参照）、食べやすい長さに切る。かぼちゃは適当な大きさに切って下ゆでする。

④なすは好みの大きさに切って水にさらす。大葉は水で洗っておく。

⑤天ぷら粉は適量の水で溶き、天ぷら衣を作る。

天つゆを作る

● 126ページを参照して「手作り天つゆ」を作る。

仕上げる

①具材に薄力粉を薄くまぶし、天ぷら衣をつけて揚げ、具材が揚がったら皿に盛る。

②天つゆは別の器で1人分18gを添える。

ポイント

＊具材、天ぷら衣は冷蔵庫で冷やしておく。

＊ズワイガニの風味がなくなってしまうため、ゆですぎないように注意する。

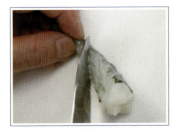 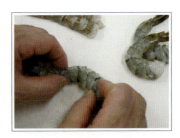 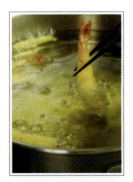

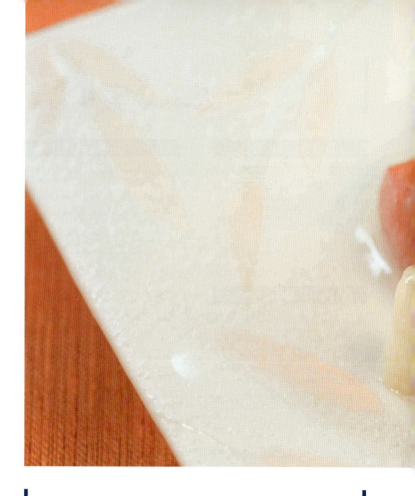

海鮮塩味炒め

栄養価（1人分）

エネルギー	250kcal
たんぱく質	15.2g
脂　質	15.5g
炭水化物	10.8g
食　塩	0.8g
カリウム	319mg
リ　ン	201mg

材料・分量（1人分）

海老（ブラックタイガー）	40g
ほたて（むき身）	10g×2枚
イカ	14g
塩	少々（参考：0.05g）
こしょう	少々（参考：0.1g）
酒	2g
卵白	4g
片栗粉	6g
揚げ油	適量
しいたけ	10g
ブロッコリー	16g
赤パプリカ	8g
ヤングコーン	8g
たれ	
にんにく	0.2g
生姜	0.5g
炒め油	1g
A　鶏がらスープ(顆粒)	0.6g
塩　少々（参考：0.1g）	
淡口しょうゆ	5g
砂糖	0.5g
こしょう少々（参考：0.1g）	
水	30g
片栗粉	1g
酒	2g
ごま油	1g

＊揚げ油は13gを1人分の分量として栄養価を計算した。

用意

片栗粉（海老を洗う際に使用）	適量
薄い塩水	
塩	0.2g
水	150g

＊海老を洗う際に使用する片栗粉、薄い塩水は栄養価に加算していない。

作り方

材料の下準備をする

①海老は殻をむいて背わたを取り、片栗粉（分量外）を加えてよく練り、水で洗った後ペーパータオルなどでしっかりと水気をふき取る。

②イカは内臓を取り、きれいに水洗いをしてから皮をむき、4cm位の幅でそぎ切りにする。

③ほたては10gの大きさのものを2枚用意して薄い塩水（分量外）で洗い、もう一度真水ですすぐ。

④しいたけは好みの大きさに切る。

⑤にんにく、生姜はみじん切りにする。

⑥ボウルに海老、ほたて、イカを入れ、酒を加えてある程度揉みこみ、卵白、片栗粉を混ぜ合わせる。

⑦ブロッコリーは一口大の小房に分けて熱湯で色よくゆで（15ページ参照）、冷水に取り色止めをする（15ページ参照）。

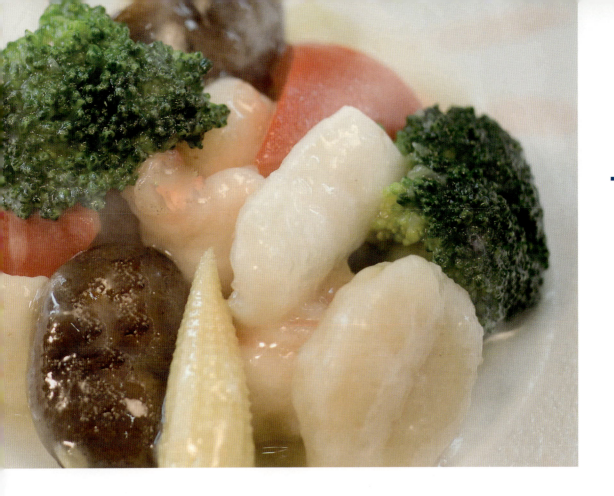

主菜（魚）

⑧ヤングコーンは熱湯でゆで、冷水にとって冷ましたら、半分に切る。
⑨赤パプリカは種を取り好みの大きさに切り、水にさらす。
⑩すべての野菜はしっかりと水気を切っておく。

たれを作る
①ボウルに A を入れよく混ぜ合わせておく。
②フライパンに油を入れて弱火にかけ、にんにく、生姜を入れて炒め、香りが出てきたら酒を加えて沸騰させ、①を入れて再び沸騰させる。とろみがついたら火を止める。

仕上げる
①フライパンに油を入れて160℃位に熱し、しいたけ、ブロッコリー、赤パプリカ、ヤングコーンを入れ、油通しをする。
②再度油を熱し、170℃位になったら海老、ほたて、イカを入れて軽く揚げる。
③揚げた野菜、魚介類はそれぞれ油を切っておく。
④フライパンにたれを入れて沸騰させ、揚げた野菜と魚介類を入れ、たれとよく混ぜ合わせる。
⑤最後にごま油を加え、軽く混ぜる。

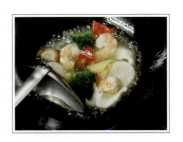

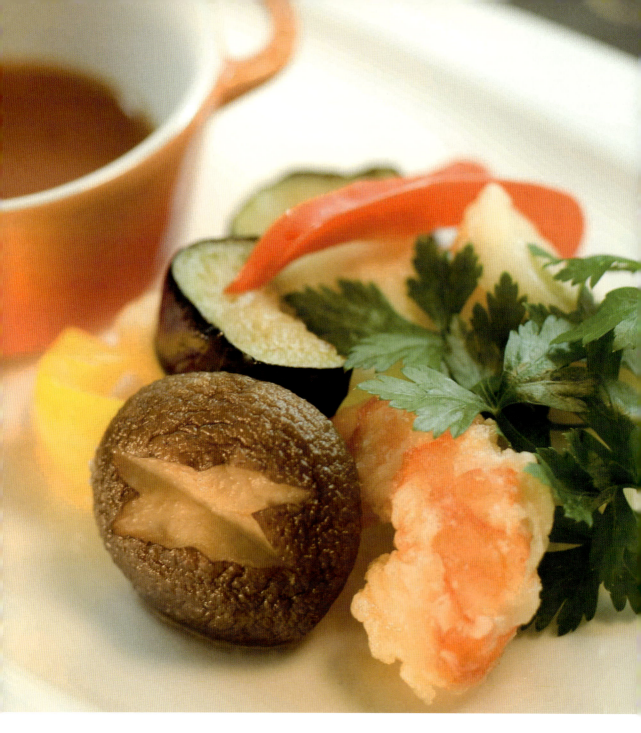

栄養価（1人分）	
エネルギー	224kcal
たんぱく質	14.0g
脂　質	12.9g
炭水化物	11.7g
食　塩	0.7g
カリウム	356mg
リ　ン	177mg

海鮮甘酢ソース

主菜（魚）

材料・分量（1人分）

ひらめ	20g×2切れ
海老（ブラックタイガー）	14g
ほたて（むき身）	10g
塩	少々（参考：0.1g）
こしょう	少々（参考：0.1g）
酒	1g
卵	2g
片栗粉	7g
揚げ油	適量

つけ合わせ

なす	10g
しいたけ	10g
赤パプリカ	4g
黄パプリカ	4g
イタリアンパセリ	少々（参考：2g）

甘酢ソース

トマトケチャップ	4g
濃口しょうゆ	2g
酢	2g
砂糖	1.8g
水	17g
片栗粉	0.5g

＊揚げ油は11gを1人分の分量として栄養価を計算した。

用意

魚を洗う水
（下記を混ぜ合わせておく）

塩	0.2g
水	150g
日本酒	5g
片栗粉（海老を洗う際に使用）	適量

＊魚を洗う水、海老を洗う際に使用する片栗粉は栄養価に加算していない。

作り方

材料の下準備をする

① ひらめはうろこ、内臓を取って水で洗い、5枚におろし皮を引く。

② ひらめとほたては魚を洗う水で洗い、もう一度真水ですすぐ。

③ 海老は殻をむいて背わたを取り、片栗粉（分量外）を加えてよく練り、水で洗う。

④ ひらめ、ほたて、海老の水気をペーパータオルなどで取っておく。

⑤ ひらめは1切れ20gの大きさのものを2切れ、ほたては10gの大きさのものを用意する。

⑥ ボウルにひらめ、海老、ほたてを入れ、塩、こしょう、酒を加え揉みこむ。ある程度揉みこんだら溶き卵、片栗粉を混ぜ合わせる。

⑦ なす、赤パプリカ、黄パプリカは適当な大きさに切り、水にさらす。

⑧ しいたけは石づきを取り、飾り包丁を入れる。

甘酢ソースを作る

● 鍋に甘酢ソースの材料をすべて入れ、木べらなどで混ぜながら煮立たせ、とろみがついたら火を止める。

仕上げる

① 鍋に油を入れて180℃位に熱し、ひらめ、ほたて、海老を揚げる。

② 野菜もすべて素揚げにし、それぞれしっかりと油を切っておく。

③ 揚げた具材を皿に盛りイタリアンパセリを飾る。

④ 甘酢ソースは別の器で添える。

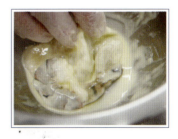

沢煮

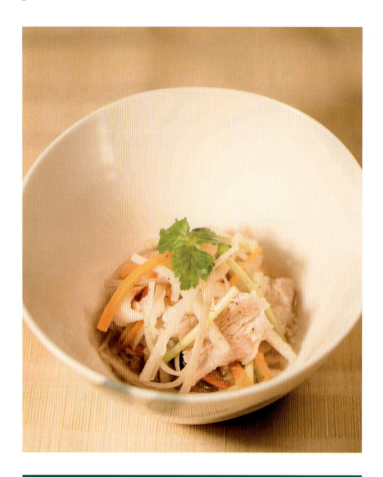

栄養価（1人分）	
エネルギー	101kcal
たんぱく質	3.4g
脂　質	8.1g
炭水化物	2.8g
食　塩	0.4g
カリウム	135mg
リ　ン	41mg

材料・分量（1人分）	
豚肉（薄切りばら）	20g
大根	10g
たけのこ（千切り）	10g
ごぼう	5g
にんじん	5g
三つ葉	3g
煮汁	
一番だし	35g
白だし	2.5g
みりん	1g
こしょう	少々
（参考：0.1g）	

作り方

材料の下準備をする

① 豚肉は2cm位の幅に切り、熱湯で軽くゆでて生上げする（15ページ参照）。

② 大根、にんじん、ごぼうは皮をむいてマッチ棒位の太さの千切りにし、それぞれ水にさらす。充分水にさらしたら、それぞれ好みのかたさにゆでて生上げする。

③ たけのこは千切りのものを用意し、一度ゆでて生上げする。

④ 三つ葉は水洗いをした後、3cm位の長さに切り、水にさらす。

仕上げる

① 鍋に煮汁の材料をすべて入れ火にかけ、沸騰したら豚肉、たけのこ、大根、ごぼう、にんじんを入れ軽く煮含める。

② 最後に三つ葉を入れて混ぜ合わせたら火を止め、器に盛りつける。

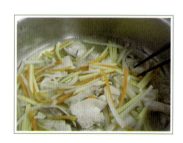

豚しゃぶサラダ

副菜

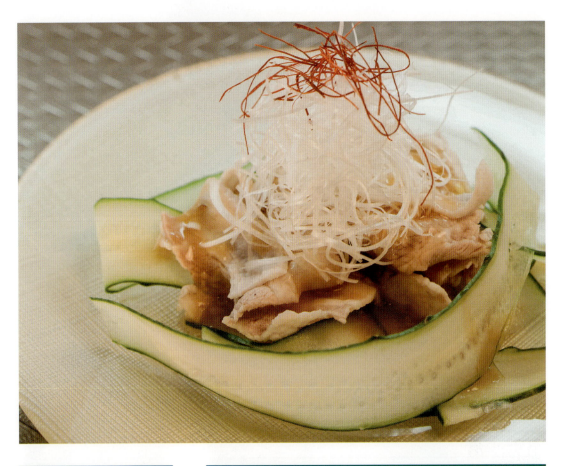

栄養価（1人分）	
エネルギー	144kcal
たんぱく質	4.5g
脂質	12.3g
炭水化物	2.5g
食塩	0.4g
カリウム	148mg
リン	52mg

材料・分量（1人分）	
豚肉（薄切りばら）	30g
きゅうり	30g
長ねぎ	3g
糸とうがらし	少々
	（参考：0.1g）
香味ソース	13g

作り方

材料の下準備をする

①豚肉は熱湯でゆでて冷水でしっかりと冷ます。冷めたら水気を切り、食べやすい大きさに切る。

②きゅうりは薄切りにして氷水にさらし、長ねぎは細い千切りにして水にさらし、白髪ねぎにする。どちらも充分水にさらしたら、しっかりと水気を切る。

ソースを作る

● 130ページを参照して「手作り香味ソース」を作る。

仕上げる

● 器にきゅうり、豚肉を盛り、香味ソースをかけて白髪ねぎ、糸とうがらしを飾る。

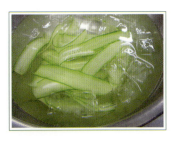

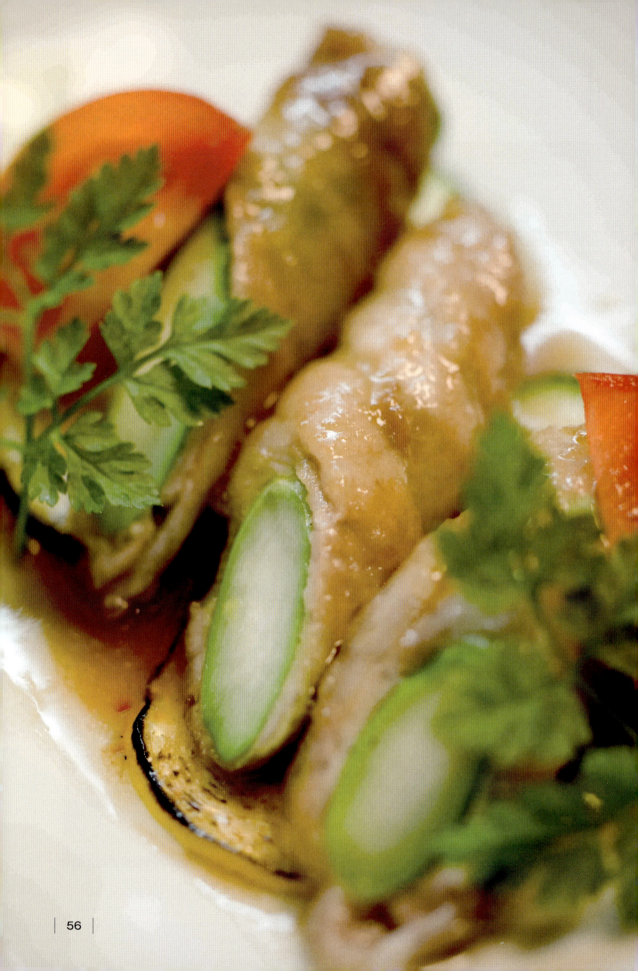

アスパラガスの肉巻き焼き

栄養価（1人分）

エネルギー	204kcal
たんぱく質	4.7g
脂　質	15.8g
炭水化物	9g
食　塩	0.4g
カリウム	216mg
リ　ン	55mg

材料・分量（1人分）

豚肉（薄切りばら）	12g
アスパラガス	24g
塩	少々（参考：0.1g）
こしょう	少々（参考：0.1g）
小麦粉	適量
焼き油	4g
つけ合わせ	
ズッキーニ	6g
イエローズッキーニ	6g
焼き油	1g
ミニトマト	20g
セルフィーユ	少々
	（参考：2g）
甘辛ソース	15g

＊小麦粉は4gを1人分の分量として栄養価を計算した。

副菜

作り方

材料の下準備をする

① アスパラガスは下のかたい部分の皮をむき、はかまを取る。熱湯で軽くゆで、生上げする（15ページ参照）。アスパラガスが冷めたら3分の1に切り、豚肉を巻きつける。
② ズッキーニ、イエローズッキーニは輪切りにし、水にさらす。充分水にさらしたら引き上げ、水気を切っておく。
③ ミニトマトは水洗いしてくし切りにする。

ソースを作る

● 131ページを参照して「手作り甘辛ソース」を作る。

仕上げる

① フライパンに油を入れて中火で熱しておく。
② 肉巻きアスパラガスに塩、こしょうを振って小麦粉を薄くまぶし、熱しておいたフライパンで全体的に焼き色がつくように焼く。
③ 豚肉に火が通ったら火加減を弱火に落とし、余分な油をペーパータオルなどで取る。甘辛ソースを注ぎ、軽くとろみがつく程度に焼きからめる。
④ ズッキーニは強火で熱したフライパンで焦げ目がつくように焼く。
⑤ 器にズッキーニ、イエローズッキーニを並べ、肉巻きアスパラガスを半分に切って盛る。
⑥ くし切りにしたミニトマトをバランスよく飾り、フライパンに残っているソースを上から回しかけ、セルフィーユを飾る。

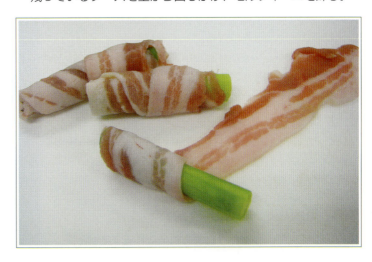

五目春巻き

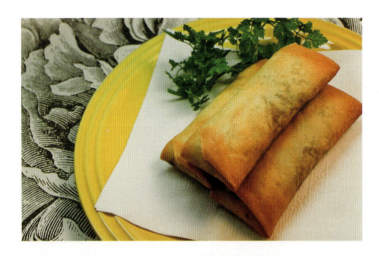

栄養価（1人分）	
エネルギー	239kcal
たんぱく質	6.5g
脂　質	14.4g
炭水化物	9.8g
食　塩	0.6g
カリウム	149mg
リ　ン	65mg

材料・分量（1人分）

あん
豚ひき肉	25g
生姜	1g
炒め油	1g
干ししいたけ	1g
にんじん	3g
たけのこ（水煮）	10g
春雨（乾燥）	3g
春巻きの皮（1枚）	10g
揚げ油	適量
セルフィーユ	少々
（参考：1g）	

小麦粉のり
小麦粉	3g
水	3g

調味料
A	濃口しょうゆ	1.5g
	砂糖	0.5g
	オイスターソース	1.2g
	本みりん	2g
	酒	2g
	水	20g
	こしょう	少々
	（参考：0.1g）	
ごま油		0.5g

水溶き片栗粉
片栗粉	2g
水	2g

＊揚げ油は10gを1人分の分量として栄養価を計算した。

作り方

材料の下準備をする

①にんじんと生姜は細めの千切りにする。

②たけのこはマッチ棒位の太さの細切り、戻したしいたけは薄切りにし、それぞれゆでる。

③春雨は水で戻し5cm位の長さに切る。

④片栗粉2gと水2gを混ぜ合わせ、水溶き片栗粉を作る。小麦粉3gと水3gを混ぜ合わせ、小麦粉のりを作る。

あんを作る

①フライパンに油をひいて豚ひき肉を炒め、全体的に火が通ったら、生姜、たけのこ、しいたけ、春雨を入れ、Aを加えて炒め合わせる。

②にんじんは最後に加えて混ぜ合わせ、水溶き片栗粉を少しずつ入れながらとろみをつける。

③とろみがついてしっかりと火が通ったら火を止め、仕上げにごま油を加え風味をつける。

④平たい容器に移し、広げて冷ます。

仕上げる

①春巻きの皮をなめらかな面を下にして、角が手前に来るようにおく。

②皮全体の手前3分の1のところにあんをのせて巻き、巻き終わりに小麦粉のりを塗り止める。

③油を160℃位に熱し、春巻きの巻き終わりを下にして静かに油の中に入れ、ゆっくりときつね色になるまで揚げる。

焼売

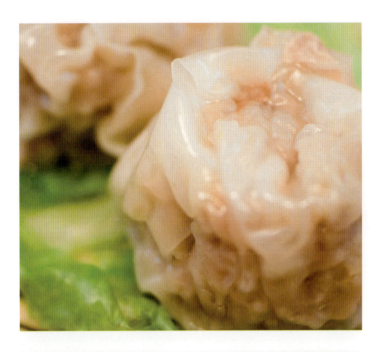

栄養価（1人分）	
エネルギー	114kcal
たんぱく質	6.9g
脂　質	5.9g
炭水化物	7.5g
食　塩	0.5g
カリウム	130mg
リ　ン	69mg

材料・分量（1人分）

あん
- 豚ひき肉　　　　　30g
- 玉ねぎ　　　　　　10g
- 片栗粉　　　　　　2g
- たけのこ（水煮）　5g
- 長ねぎ　　　　　　2g
- 生姜　　　　　　　0.5g
- 濃口しょうゆ　　　0.5g
- オイスターソース　0.6g
- 砂糖　　　　　　　0.3g
- 卵　　　　　　　　2g
- ごま油　　　　　　0.5g

焼売の皮（2枚）　7g

たれ
- 濃口しょうゆ　　　2g
- 酢　　　　　　　　2g
- 水　　　　　　　　2g
- ごま油　　　　　　0.5g

作り方

材料の下準備をする

①玉ねぎはみじん切りにして水にさらす。
②たけのこは一度ゆでてからみじん切りにする。長ねぎ、生姜はみじん切りにする。
③玉ねぎの水気をしっかりと切り、片栗粉と合わせておく。
④たれの材料はすべて合わせておく。

あんを作る

①ボウルに豚ひき肉、濃口しょうゆ、オイスターソースを入れ充分に練る。
②砂糖と卵を入れ混ぜ合わせて、最後に残りの野菜とごま油を入れて合わせる。

仕上げる

①焼売の皮1枚につき25gのあんを包む。蒸し器に焼売を並べる。
②蒸し器を火にかけ、強火で10分ほど蒸す。

ポイント

＊オーブンシートなどを焼売の下に敷いて蒸すとよい。

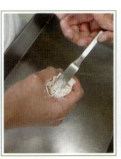 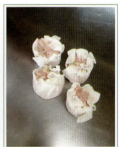

野菜の肉巻きフライ

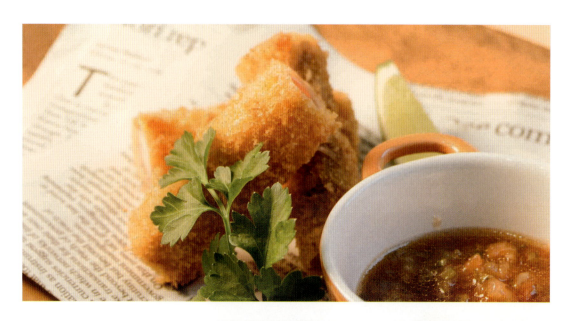

栄養価（1人分）	
エネルギー	374kcal
たんぱく質	8.7g
脂　質	29.5g
炭水化物	16.2g
食　塩	0.5g
カリウム	272mg
リ　ン	93mg

材料・分量（1人分）	
豚肉（薄切りばら）	40g
にんじん	6g
じゃがいも	10g
さやいんげん	15g
小麦粉	適量
卵	適量
パン粉	適量
揚げ油	適量
ライム	5g
サルサソース	20g
イタリアンパセリ	少々
	（参考：1g）

＊小麦粉、卵は6g、パン粉は12g、揚げ油は10gを1人分の分量として栄養価を計算した。

作り方

材料の下準備をする

①にんじん、じゃがいもは皮をむき、長さ8cm位の拍子切りにして水にさらす。しっかりと水にさらしたらそれぞれ水から火にかけ好みのかたさにゆでる。ゆであがったら生上げする（15ページ参照）。

②さやいんげんを熱湯でゆで、ゆであがったら冷水で冷ます。

③にんじん、じゃがいも、さやいんげんをそれぞれ豚肉で巻き、小麦粉、溶き卵、パン粉の順に衣をつける。

④ライムはくし切りにして、イタリアンパセリは水にさらす。充分水にさらしたらペーパータオルなどでしっかりと水気をふき取る。

ソースを作る

● 127ページを参照して「手作りサルサソース」を作る。

仕上げる

①鍋に油を入れて160℃位に熱し、衣をつけた野菜の肉巻を色よく揚げる。揚がったらしっかりと油を切り、食べやすい大きさに切って皿に盛り、ライム、イタリアンパセリを飾る。

②サルサソースは別の器で1人分20gを添える。

チンゲンサイのかにあん

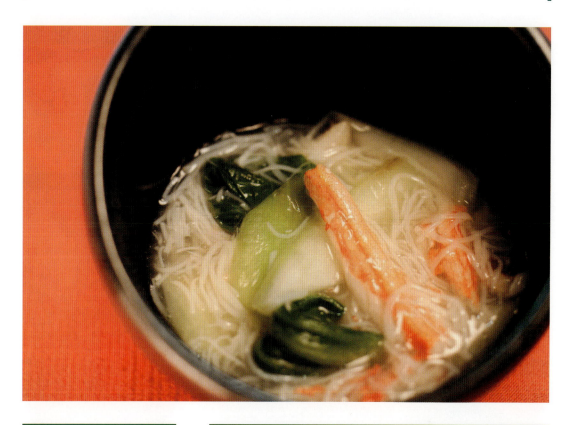

栄養価（1人分）

エネルギー	42kcal
たんぱく質	2.6g
脂質	2.2g
炭水化物	2.7g
食塩	0.3g
カリウム	125mg
リン	33mg

材料・分量（1人分）

チンゲンサイ	35g
炒め油	2g
ごま油	0.1g
かにあん	
ズワイガニ	15g
鶏がらスープ（顆粒）	0.4g
淡口しょうゆ	0.3g
みりん	1g
片栗粉	1.5g
水	35g

作り方

材料の下準備をする

①チンゲンサイは1枚ずつ外して水で洗い、一口大の乱切りにして水にさらす。充分水にさらしたら熱湯で軽くゆでて冷水で冷まし、しっかりと水気を切る。

②ズワイガニは大きめにほぐし、骨があれば取り除く。

かにあんを作る

●鍋にかにあんの材料をすべて入れ、木べらで混ぜながら熱し、とろみがついたら火を止める。

仕上げる

①フライパンに油を入れて加熱し、チンゲンサイを炒める。

②チンゲンサイが温まったら、かにあんを加えて混ぜ合わせ、仕上げにごま油を加え軽く混ぜる。

副菜

つくねのしそ巻き揚げ

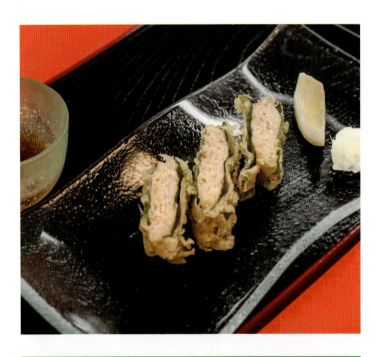

栄養価(1人分)	
エネルギー	125kcal
たんぱく質	6.4g
脂　質	6.5g
炭水化物	9.3g
食　塩	0.4g
カリウム	145mg
リ　ン	42mg

材料・分量(1人分)	
鶏ひき肉	25g
A　生姜	0.2g
卵	1g
長いも	1g
酒	0.2g
みりん	0.2g
炒りごま	0.3g
塩	少々(参考:0.1g)
青しそ	1g
薄力粉	適量
天ぷら粉	適量
水	適量
揚げ油	適量
大根	15g
レモン	5g
天つゆ	12g

＊薄力粉は3g、天ぷら粉は6g、揚げ油は4gを1人分の分量として栄養価を計算した。

作り方

材料の下準備をする
①生姜、長いもは皮をむき、それぞれすりおろしておく。
②ボウルに鶏ひき肉を入れ、Aを入れてよく混ぜ合わせ、青しそで包む。
③レモンはくし切りにする。
④大根は皮をむいて充分水にさらした後にすりおろし、ざるなどで水気を切る。
⑤天ぷら粉を水で溶き、天ぷら衣を作る。

天つゆを作る
● 126ページを参照して「手作り天つゆ」を作る。

仕上げる
①鍋に油を入れて170℃位に熱する。青しそで包んだ鶏ひき肉に薄力粉を薄くまぶし、天ぷら衣をつけて揚げる。
②鶏ひき肉が揚がったらしっかりと油を切って器に盛り、大根おろし、レモンを添える。
③天つゆは別の器で1人分12gを添える。

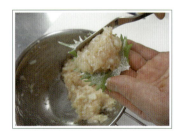

手羽先の煮物

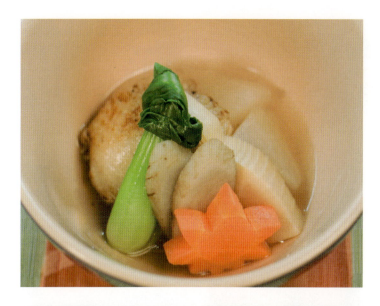

栄養価（1人分）	
エネルギー	112kcal
たんぱく質	6.0g
脂　質	7.5g
炭水化物	4.0g
食　塩	0.3g
カリウム	160mg
リ　ン	45mg

材料・分量（1人分）	
手羽先	30g
焼き油	3g
大根	20g
にんじん	5g
ごぼう	8g
たけのこ（水煮）	10g
チンゲンサイ	10g
生姜	0.5g
煮汁	
水	35g
鶏がらスープ（顆粒）	0.5g
みりん	1.2g
濃口しょうゆ	0.2g
酒	2.5g
こしょう	少々
（参考：0.1g）	

副菜

作り方

材料の下準備をする

①大根は皮をむいて乱切りにする。
②にんじんは皮をむいて型で抜く（型がなければ乱切りでもよい）。
③ごぼうはきれいに水洗いをし、厚めの斜め切りにする。
④たけのこはくし切りにする。
⑤切った野菜はそれぞれ充分水にさらし、好みのかたさにゆでる。
⑥チンゲンサイは水で洗って熱湯でゆで、冷水で冷ます。
⑦生姜は薄切りにする。

煮汁を作る

●鍋に煮汁の材料をすべて入れて沸騰させる。

仕上げる

①フライパンに油を入れて中火にかけ、手羽先を片面から焼き、きつね色になったら裏返して反対の面もしっかりと焼く。
②煮汁に生姜、焼いた手羽先を入れ、弱火で10分ほど煮たら、大根、にんじん、ごぼう、たけのこを加え煮含める。
③ある程度煮含めたら、火を止めてそのまま冷ます。
④器に盛る直前にチンゲンサイを鍋に入れ、再度温める。

ポイント

＊一度冷ますことで、薄味でも味が浸みる。

用意

にんじんをくり抜く型

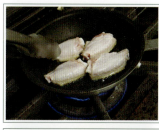

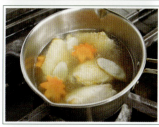

棒棒鶏（バンバンジー）

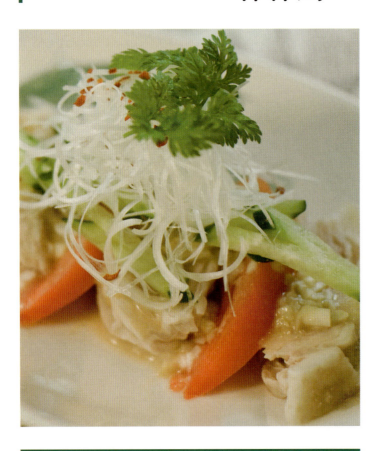

栄養価（1人分）	
エネルギー	80kcal
たんぱく質	5.5g
脂 質	5.3g
炭水化物	2.0g
食 塩	0.2g
カリウム	153mg
リ ン	59mg

材料・分量（1人分）	
鶏肉（もも）	30g
トマト	15g
きゅうり	5g
長ねぎ	5g
セルフィーユ	少々
	（参考：1g）
一味とうがらし	少々
	（参考：0.1g）
たれ	
A　芝麻醤（ジーマージャン）	1.3g
濃口しょうゆ	1g
酢	0.4g
砂糖	0.4g
ごま油	0.2g
ラー油	0.05g
水	1g
長ねぎ	1g
生姜	0.3g

用意	

生姜（輪切り）
（鶏肉をゆでる際に使用）　2枚
長ねぎ（青い部分）
（鶏肉をゆでる際に使用）　2本

＊鶏肉をゆでる際に使用する生姜、長ねぎは栄養価に加算していない。

作り方

材料の下準備をする

①鍋に水と分量外の生姜と長ねぎを入れて火にかける。沸騰したら鶏肉を入れ、弱火で30分位ゆでる。鶏肉に中まで火が通ったら、煮汁ごとしっかりと冷まし、切り分ける。
②トマトはくし切りにする。
③きゅうりは千切り、長ねぎは白髪ねぎにして、それぞれ充分水にさらし、しっかりと水気を切る。

たれを作る

①長ねぎはみじん切りにし、充分水にさらして水気を切る。
②生姜はみじん切りにする。
③ボウルにAを入れ、長ねぎ、生姜を加えてよく混ぜ合わせる。

仕上げる

●器に鶏肉、トマト、きゅうりを盛った上にたれをかけ、最後に白髪ねぎ、セルフィーユ、一味とうがらしを飾る。

揚げ出し豆腐

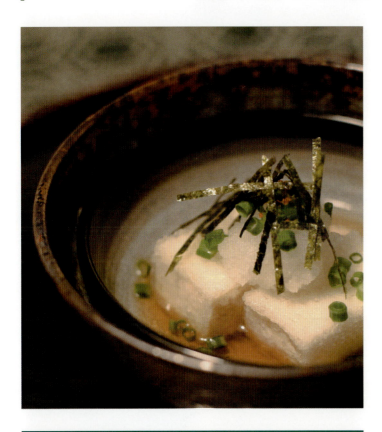

栄養価（1人分）	
エネルギー	94kcal
たんぱく質	2.8g
脂　質	6.5g
炭水化物	5.4g
食　塩	0.3g
カリウム	144mg
リ　ン	50mg

材料・分量（1人分）	
絹ごし豆腐	50g
片栗粉	3g
揚げ油	適量
たれ	
一番だし	8.5g
みりん	1.2g
めんつゆ（3倍濃縮）	2.4g
薬味	
大根おろし	20g
あさつき	2g
焼き海苔	0.1g
一味とうがらし	少々
（参考：0.1g）	

＊揚げ油は5gを1人分の分量として栄養価を計算した。

副菜

作り方

材料の下準備をする

①50gの豆腐を2個に切り分け、ペーパータオルなどでしっかりと水切りする。
②大根は皮をむき水にさらした後、大根おろしにしてざるなどで水気を切る。
③あさつきは小口切りにして、水にさらす。
④焼き海苔は細長くきざんでおく。

たれを作る

●鍋にたれの材料をすべて入れて火にかけ、一煮立ちしたら火を止める。

仕上げる

①豆腐全体に片栗粉をまぶし、少し置いて（15～20秒程）片栗粉が豆腐に馴染んだら油で揚げる。
②揚がった豆腐を器に盛り、大根おろしをのせてたれをかける。最後にあさつき、焼き海苔、一味とうがらしを添える。

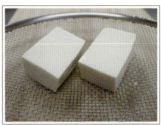

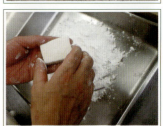

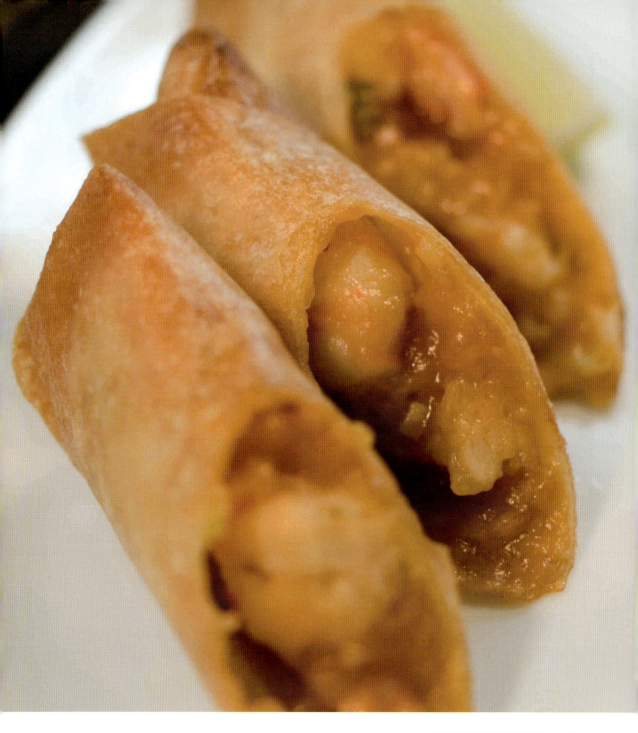

栄養価（1人分）	
エネルギー	220kcal
たんぱく質	6.7g
脂　質	14.8g
炭水化物	6.0g
食　塩	0.7g
カリウム	120mg
リ　ン	77mg

海老チリ春巻き

材料・分量（1人分）

海老（ブラックタイガー）	30g

海老の下味

塩	0.1g
こしょう	0.1g
酒	1.5g
卵	1.5g
片栗粉	3g
油	1g
揚げ油	適量

つけ合わせ

レモン	5g

小麦粉のり

小麦粉	3g
水	3g

チリソース

トウバンジャン	0.2g
にんにく	0.2g
生姜	1.5g
炒め油（薬味を炒める際に使用）	1g
酒	1g
A　鶏がらスープ	0.1g
水	15g
トマトケチャップ	3.5g
砂糖	0.6g
塩　少々（参考：0.1g）	

水溶き片栗粉

片栗粉	1.5g
水	1.5g
ごま油	0.5g
長ねぎ	2.5g
春巻きの皮（1枚）	10g

＊揚げ油は12gを1人分の分量として栄養価を計算した。

用意

片栗粉（海老を洗う際に使用）　適量

＊海老を洗う際に使用する片栗粉は栄養価に加算していない。

作り方

材料の下準備をする

①海老は殻をむいて背わたを取り、片栗粉（分量外）を加えてよく練り、水で洗う。よく洗ったらペーパータオルなどでしっかりと水気を取る。
②ボウルに海老を入れ、塩、こしょう、酒を加え揉みこみ、ある程度揉みこんだら溶き卵、片栗粉、油の順に混ぜ合わせる。
③長ねぎ、にんにく、生姜はみじん切りにする。

チリソースを作る

①フライパンに油を入れて弱火にかけ、トウバンジャン、にんにく、生姜を入れて炒める。
②香りが出てきたら、酒を加え沸騰させ、Aを入れて一煮立ちさせる。

あんを作る

①フライパンに油を入れて160℃位に熱し、海老を入れて箸で混ぜながら揮げる。8割程度火が通ったら油を切る。
②フライパンにチリソースを入れて沸騰させ、揚げた海老を入れてよく混ぜ合わせる。
③全体に混ざったら、水溶き片栗粉を入れてとろみをつけ、仕上げに長ねぎとごま油を加え、皿などに広げて冷ます。

仕上げる

①小麦粉と水を混ぜ合わせ、小麦粉のりを作る。
②春巻きの皮のなめらかな面を下にして、角が手前に来るようにおく。
③皮全体の3分の1程度のところに冷ましておいたあん（50～60g）をおく。手前、左右の順に折り、手前から向こうにくるくると巻き、巻き終わりに小麦粉のりを塗り止める。
④フライパンに油を入れ160℃位に熱し、春巻きの全体がきつね色になるまで油をかけながら揮げる。こんがりと揮がったら、しっかりと油を切る。食べやすい大きさに切り、レモンを添える。

副菜

ソーセージのスープ煮

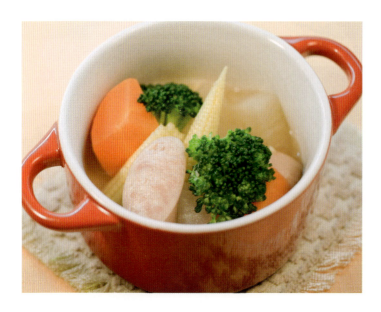

栄養価（1人分）	
エネルギー	45kcal
たんぱく質	2g
脂　質	2.9g
炭水化物	3g
食　塩	0.4g
カリウム	108mg
リ　ン	34mg

材料・分量（1人分）	
ウインナーソーセージ	10g
大根	20g
にんじん	6g
ヤングコーン	6g
ブロッコリー	10g
スープ	
水	35g
コンソメ（顆粒）	0.5g
濃口しょうゆ	0.2g
みりん	0.6g

作り方

材料の下準備をする

①大根、にんじんは皮をむき、乱切りにして水にさらす。充分水にさらしたら水から火にかけて好みのかたさにゆで、ゆであがったら冷水で冷ます。

②ブロッコリーは小房に分け、充分水にさらす。

③ヤングコーン、ブロッコリーを熱湯でゆでる。ゆであがったらブロッコリーは冷水で冷まし、ヤングコーンは生上げする（15ページ参照）。

④ウインナーソーセージは適当な大きさに切る。

仕上げる

①鍋にスープの材料をすべて入れ強火で火にかけ、一度沸かす。沸いたら火を弱め、ウインナーソーセージを入れ2～3分程度弱火のまま煮る。

②大根、にんじん、ヤングコーンをスープに入れ、煮立たせない程度の火加減で味を煮含める。ある程度味を含めたら火を止め、そのまま冷ます。

③食べる前にブロッコリーを入れて再度温める。ブロッコリーが温まったら器に盛る。

ポイント

＊一度冷ますことで、薄味でも味が浸みる。

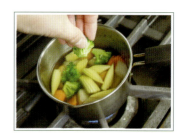

おでん

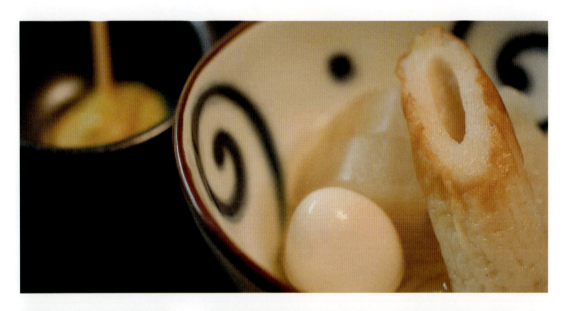

副菜

栄養価（1人分）

エネルギー	39kcal
たんぱく質	2.6g
脂　質	1.7g
炭水化物	3.2g
食　塩	0.5g
カリウム	61mg
リ　ン	35mg

材料・分量（1人分）

大根	20g
うずらの卵（水煮）	10g
しらたき	20g
焼きちくわ	10g
練りからし	1g

煮汁

水	40g
めんつゆ（3倍濃縮）	0.7g
白だし	0.5g
和風顆粒調味料	0.2g
みりん	0.3g

用意

米のとぎ汁	適量

＊米のとぎ汁は栄養価に加算していない。

作り方

材料の下準備をする

①大根は皮をむき、適当な大きさに切って充分水にさらす。
②米のとぎ汁に大根を入れて冷たいうちから火にかけ、好みのかたさにゆでる。
③焼きちくわは適当な大きさに切る。
④うずらの卵、しらたき、焼きちくわをそれぞれ下ゆでする。

仕上げる

①鍋に煮汁の材料をすべて入れ、火にかけて沸かす。沸いたら下ゆでした材料を鍋に入れ、煮立たせない程度の火加減で、味を含める。
②ある程度含めたら火を止め、そのまま冷ます。
③食べるときに再度温め、練りからしを好みで添える。

ポイント

＊一度冷ますことで、薄味でも味が浸みる。

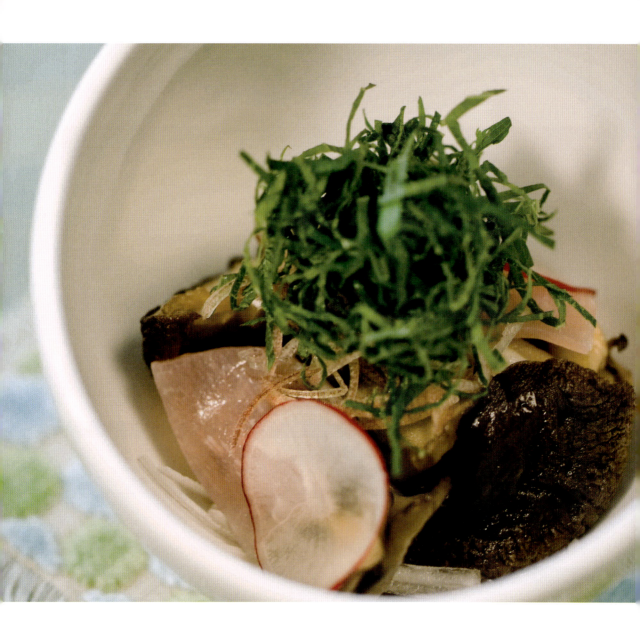

生ハムときのこの和え物

栄養価（1人分）

エネルギー	55kcal
たんぱく質	2.4g
脂　質	4.1g
炭水化物	2.5g
食　塩	0.5g
カリウム	158mg
リ　ン	44mg

材料・分量（1人分）

しめじ	10g
まいたけ	10g
しいたけ	10g
揚げ油	適量
生ハム	5g
大根	10g
薬味	
みょうが	2g
青しそ	1g
はつか大根	1g
ドレッシング	
青じそドレッシング	3g
水	4g
みりん	1.5g
酢	0.1g

＊揚げ油は3gを1人分の分量として栄養価を計算した。

作り方

材料の下準備をする

①しめじ、まいたけは適当な大きさにほぐし、しいたけは石づきを取って半分に切る。

②鍋に油を入れて170℃位に熱し、きのこをそれぞれ素揚げする。色よく揚がったら、ペーパータオルを敷いたバットに広げて冷ます。

③大根、みょうが、青しそは千切りに、はつか大根は薄切りにし、それぞれ水にさらす。充分水にさらしたら、しっかりと水気を切る。

④生ハムは適当な大きさの短冊切りにする。

ドレッシングを作る

●鍋にドレッシングの材料をすべて入れ一煮立ちさせ、冷ましておく。

仕上げる

①器に大根を敷き、素揚げしたしめじ、まいたけ、しいたけを盛り、その上に生ハムをのせる。

②みょうが、はつか大根を散らしてドレッシングを注ぎ、青しそをあしらう。

副菜

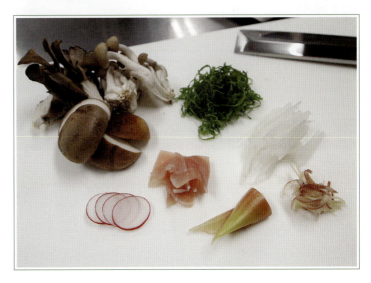

大根の甘酢漬け

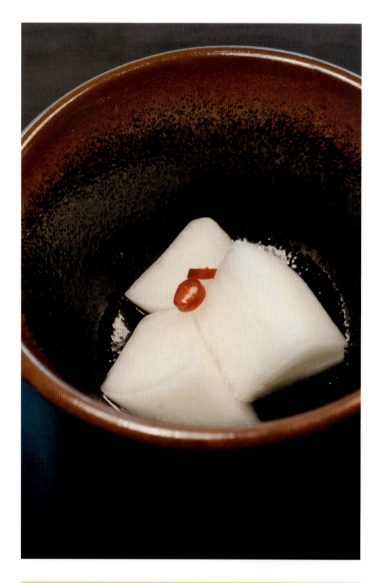

栄養価（1人分）	
エネルギー	8kcal
たんぱく質	0.1g
脂　質	0g
炭水化物	1.9g
食　塩	0.1g
カリウム	49mg
リ　ン	4mg

材料・分量（1人分）	
大根	20g
甘酢	
酢	1.5g
砂糖	1g
水	10g
鷹の爪（輪切り）	少々
	（参考：0.1g）
塩　少々（参考：0.1g）	

作り方

材料の下準備をする
● 大根は皮をむいて乱切りにし、充分水にさらす。

甘酢を作る
● 鍋に甘酢の材料をすべて入れて火にかける。一煮立ちさせ、そのまま冷ます。

仕上げる
● 大根と甘酢を合わせ、冷蔵庫で一晩浸けこむ。

かぶの漬け物

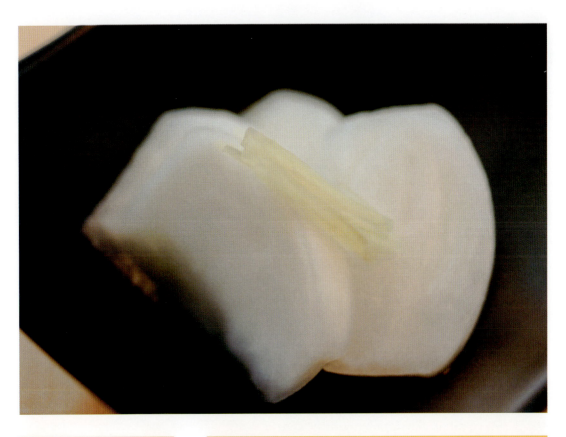

副菜小鉢

栄養価（1人分）

エネルギー	5kcal
たんぱく質	0.1g
脂　質	0g
炭水化物	1.1g
食　塩	**0.3g**
カリウム	**54mg**
リ　ン	**5mg**

材料・分量（1人分）

かぶ	20g
生姜	0.5g
塩	少々（参考：0.3g）
鷹の爪（輪切り）	少々（参考：0.1g）

作り方

材料の下準備をする
①かぶは皮をむき、食べやすい大きさに切って充分水にさらす。
②生姜は千切りにする。

仕上げる
●器に水にさらしたかぶ、生姜、塩、鷹の爪を入れ、軽く揉みこみ冷蔵庫で一晩浸けこむ。

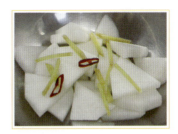

長いもの三杯酢

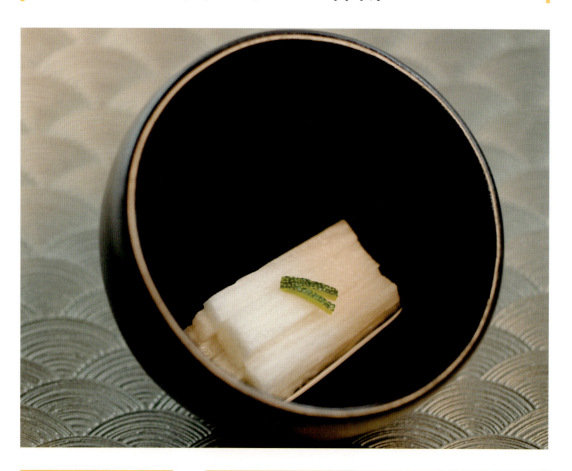

栄養価（1人分）

エネルギー	13kcal
たんぱく質	0.3g
脂　質	微量
炭水化物	2.8g
食　塩	**微量**
カリウム	**73mg**
リ　ン	**5mg**

材料・分量（1人分）

長いも	15g
三杯酢	
酢	1.2g
砂糖	0.7g
淡口しょうゆ	0.1g
だし	10g
ゆず	1g

作り方

材料の下準備をする
- 長いもは皮をむき、拍子切りにして充分水にさらす。

三杯酢を作る
① 鍋に三杯酢の材料をすべて入れて一煮立ちさせ、そのまま冷ます。
② ゆずは皮だけ薄くそぎ、細い千切りにする。

仕上げる
① 長いもを水からあげ、しっかりと水気を切って器に盛る。
② 冷めた三杯酢を上から注ぎ、細い千切りにしたゆずの皮をあしらう。

ねぎの焼き浸し

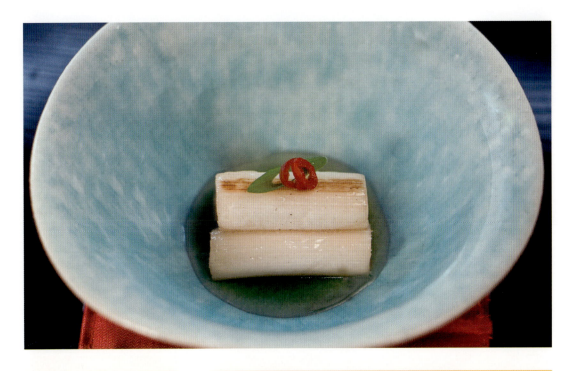

副菜小鉢

栄養価（1人分）	
エネルギー	15kcal
たんぱく質	0.2g
脂　質	1.0g
炭水化物	1.2g
食　塩	0.1g
カリウム	32mg
リ　ン	5mg

材料・分量（1人分）	
長ねぎ	15g
焼き油	1g
小ねぎ	0.5g
たれ	
青じそドレッシング	1.5g
濃口しょうゆ	0.2g
水	3g
酢	0.5g
鷹の爪（輪切り）	少々
（参考：0.1g）	

作り方

材料の下準備をする
① 長ねぎは4cm位の長さに切る。
② 小ねぎを斜めに切り、水にさらす。充分水にさらしたらペーパータオルなどでしっかりと水気をふき取る。

たれを作る
● 鍋にたれの材料をすべて入れ、軽く沸騰させて火を止める。

仕上げる
① フライパンに油を薄くひき、長ねぎを入れ弱火で焼き色をつけながら火を通す。
② 長ねぎをたれに浸し、冷蔵庫で1〜2時間ほどおく。
③ 浸した長ねぎを器に盛り、鷹の爪と小ねぎをあしらう。

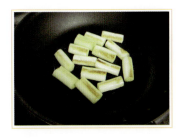
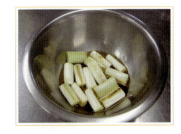

うどのみどり酢

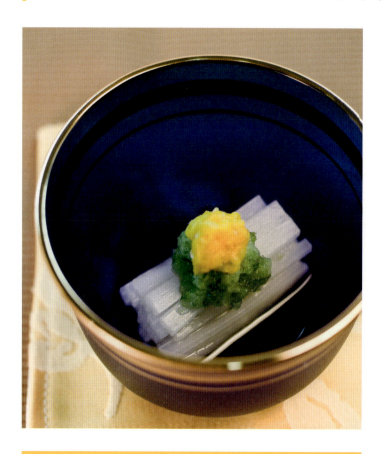

栄養価（1人分）

エネルギー	9kcal
たんぱく質	0.2g
脂質	0g
炭水化物	2.2g
食塩	微量
カリウム	52mg
リン	7mg

材料・分量（1人分）

うど	14g
酢（うどの味つけ）	1g
砂糖	0.7g
みどり酢	
きゅうり	10g
酢（きゅうりの味つけ）	0.5g
砂糖	1.2g
食用菊	3g

用意

酢
（うど、食用菊をゆでる際に使用）
　　　　　　　　　　　適量

＊うど、食用菊をゆでる際に使用する酢は栄養価に加算していない。

作り方

材料の下準備をする

① うどは4cm位の長さに切ってから皮を厚めにむき、拍子切りにする。充分水にさらして、酢（分量外）を入れた熱湯で好みのかたさにゆで、冷水で冷ます。
② 鍋に酢と砂糖を入れて火にかけ、砂糖が溶けたら鍋底に氷水をあてて冷まし、うどを浸ける。
③ 酢（分量外）を入れた熱湯で食用菊の花びらをゆで、冷水で冷ます。

みどり酢を作る

● きゅうりをすりおろし、余分な水気を切る。鍋に酢と砂糖を入れて火にかけ、砂糖が溶けたら鍋底に氷水をあてて冷まし、きゅうりと合わせる。

仕上げる

● うどを器に盛り、みどり酢をのせて食用菊をあしらう。

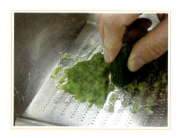

トマトのサラダ

副菜小鉢

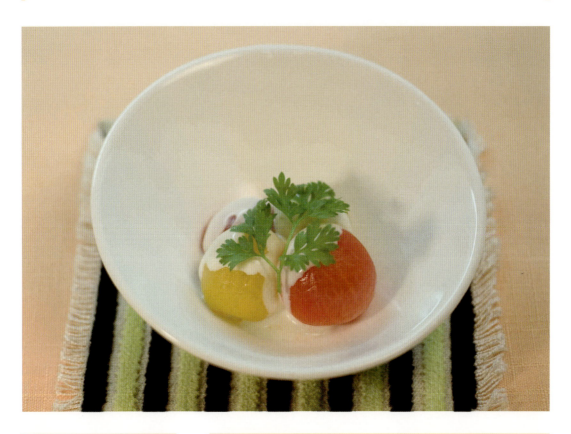

栄養価（1人分）

エネルギー	28kcal
たんぱく質	0.3g
脂　質	2.3g
炭水化物	1.7g
食　塩	**0.1g**
カリウム	**69mg**
リ　ン	**7mg**

材料・分量（1人分）

ミニトマト	10g
黄ミニトマト	10g
ドレッシング	
マヨネーズ	3g
煮きりみりん	0.2g
酢	0.1g
セルフィーユ	少々
	（参考：1g）

作り方

材料の下準備をする

① ミニトマトはへたを取り、水洗いをする。ミニトマトの先端にナイフで浅く十字の切り込みを入れる（15ページ参照）。

② 鍋に沸騰した湯を用意してミニトマトを入れ、10秒ほどゆでたら氷水にとって急速に冷ます。氷水から引き上げて、皮をむき、半分に切る。

ドレッシングを作る

● ボウルにドレッシングの材料をすべて入れ、しっかりと混ぜ合わせる。

仕上げる

● 切ったミニトマトを器に盛り、ドレッシングをかけてセルフィーユを飾る。

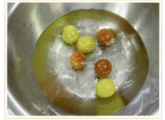

白菜のゆず風味

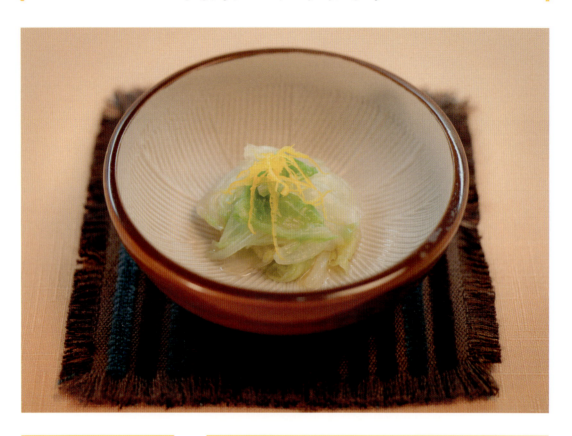

栄養価（1人分）	
エネルギー	5kcal
たんぱく質	0.2g
脂 質	微量
炭水化物	1.0g
食 塩	0.2g
カリウム	31mg
リ ン	7mg

材料・分量（1人分）	
白菜	15g
ゆず	0.3g
たれ	
濃口しょうゆ	1.2g
みりん	0.8g
一番だし	3g

作り方

材料の下準備をする

①白菜は根元に汚れが残らないように水洗いし、熱湯で色よくゆでる。

②白菜がゆであがったら冷水で冷ます。しっかりと冷えたら水気を絞り食べやすい大きさの千切りにする。

③ゆずは皮だけ薄くそぎ、細い千切りにする。

たれを作る

●鍋にたれの材料をすべて入れて一煮立ちさせ、そのまま冷ます。

仕上げる

①ボウルに白菜、たれを入れて混ぜ合わせる。

②2～3分おいて味を含ませたら白菜を器に盛り、ボウルに残ったたれを回しかけ、ゆずの皮をあしらう。

ピクルス

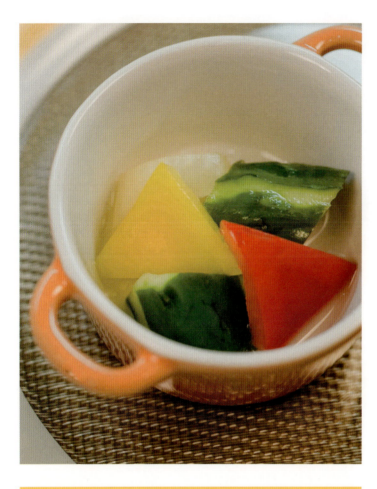

栄養価（1人分）	
エネルギー	11kcal
たんぱく質	0.2g
脂 質	微量
炭水化物	2.6g
食 塩	微量
カリウム	55mg
リ ン	7mg

材料・分量（1人分）	
セロリ	5g
赤パプリカ	4g
黄パプリカ	4g
きゅうり	8g
ピクルス液	
白ワインビネガー	2g
ローリエ	少々
（参考：0.1g）	
にんにく	少々
（参考：0.1g）	
水	15g
砂糖	1.5g
黒粒こしょう	少々
（参考：0.1g）	

副菜小鉢

作り方

材料の下準備をする
① セロリは皮をむき、一口大の乱切りにして水にさらす。充分水にさらしたら熱湯で歯ごたえが残る程度にゆで、冷水で冷ます。
② きゅうり、赤パプリカ、黄パプリカを一口大に切り水にさらす。充分水にさらしたら、それぞれ水気を切っておく。
③ ピクルス液用のにんにくは薄切りにする。

ピクルス液を作る
● 鍋にピクルス液の材料をすべて入れ、砂糖が焦げないように混ぜながら一煮立ちさせ、そのまま冷ます。

仕上げる
● セロリ、パプリカ、きゅうりをピクルス液と合わせ、冷蔵庫で一日漬けこむ。

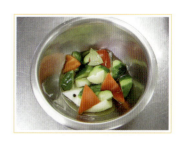

きゅうりの辛みそ

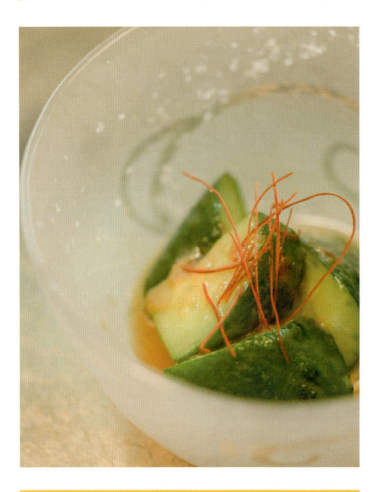

栄養価（1人分）	
エネルギー	15kcal
たんぱく質	0.3g
脂質	0.4g
炭水化物	2.2g
食塩	0.1g
カリウム	37mg
リン	8mg

材料・分量（1人分）	
きゅうり	15g
辛みそ	
みそ	1g
トウバンジャン	0.1g
みりん	3g
ごま油	0.3g
白炒りごま	0.1g
糸とうがらし	少々
	（参考：0.1g）

作り方

材料の下準備をする
● きゅうりは乱切りにし、水にさらす。充分水にさらしたらざるなどにあけ、水気を切る。

辛みそを作る
● 鍋に辛みその材料をすべて入れて火にかけ、焦げないようにへらなどで混ぜながら一煮立ちさせ、別の器に移しそのまま冷ます。

仕上げる
① ボウルなどに水気を切ったきゅうり、辛みそ、ごま油を入れ合わせ、15分ほどおいて味をなじませる。
② 味のなじんだきゅうりを器に盛り、残った辛みそをかけ、炒りごま、糸とうがらしをあしらう。

小松菜のお浸し

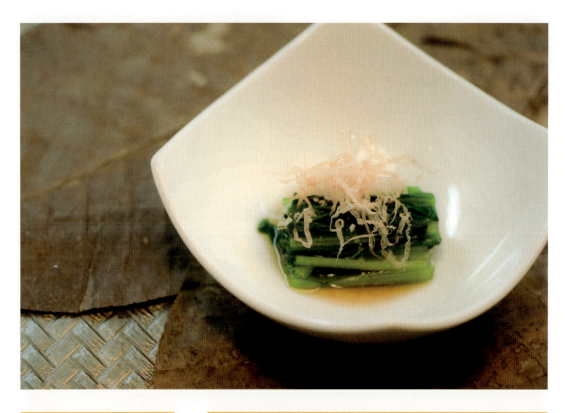

副菜小鉢

栄養価（1人分）	
エネルギー	5kcal
たんぱく質	0.4g
脂　質	微量
炭水化物	0.8g
食　塩	0.1g
カリウム	25mg
リ　ン	9mg

材料・分量（1人分）	
小松菜	13g
たれ	
濃口しょうゆ	0.8g
みりん	0.7g
一番だし	5g
かつおぶし	0.1g

作り方

材料の下準備をする
① 小松菜は根元に汚れが残らないように水洗いをし、熱湯で色よくゆでる（15ページ参照）。
② 小松菜がゆであがったら冷水に取り、色止めする（15ページ参照）。
③ 鍋にたれの材料をすべて入れ火にかけて一煮立ちさせ、そのまま冷ます。
④ 小松菜を水からあげてしっかりと水気を絞り、器に並べて冷めたたれを全体的にかけ浸す。

仕上げる
① たれから小松菜を引き上げて軽く絞り、適当な長さに切り分けて器に盛る。
② 残ったたれを盛りつけた小松菜の上から回しかけ、かつおぶしをのせる。

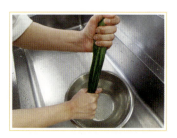

ほうれんそうのナムル

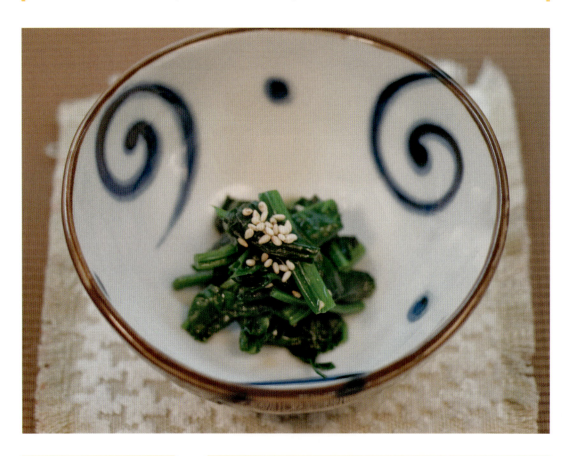

栄養価（1人分）

エネルギー	12kcal
たんぱく質	0.5g
脂　質	0.8g
炭水化物	1.3g
食　塩	**0.1g**
カリウム	**78mg**
リ　ン	**9mg**

材料・分量（1人分）

ほうれんそう	15g
めんつゆ（3倍濃縮）	0.8g
生姜（生姜汁用）	0.4g
ごま油	0.6g
白炒りごま	0.3g

作り方

材料の下準備をする

① ほうれんそうは根元に汚れが残らないように水洗いし、熱湯で色よくゆでる（15ページ参照）。
② ほうれんそうがゆであがったら冷水に取り、色止めする（15ページ参照）。しっかりと冷えたら水気を絞り適当な大きさに切る。
③ 生姜は皮をむき、すりおろして生姜汁を作る。

仕上げる

① ボウルにほうれんそうとめんつゆ、生姜汁、ごま油を入れ合わせ、味をなじませる。
② 味がなじんだら器に盛り、白炒りごまを飾る。

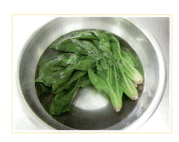

ポテトサラダ

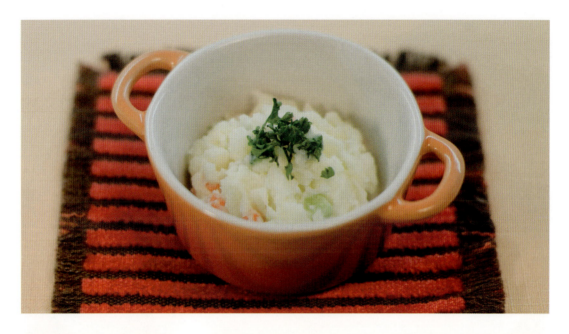

副菜小鉢

栄養価（1人分）	
エネルギー	74kcal
たんぱく質	0.6g
脂　質	5.7g
炭水化物	5.0g
食　塩	**0.2g**
カリウム	**105mg**
リ　ン	**11mg**

材料・分量（1人分）	
じゃがいも	25g
にんじん	1.5g
きゅうり	1.5g
玉ねぎ	1.5g
マヨネーズ	7.5g
練りからし	0.3g
パセリ	少々（参考：1g）

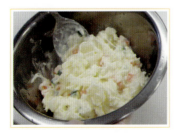

作り方

材料の下準備をする

① じゃがいもは皮をむき、乱切りにして水にさらす。充分水にさらしたら水から火にかけてゆで、ゆであがったらそのまま生上げする（15ページ参照）。

② にんじんは皮をむき、小さめのさいのめに切り水にさらす。充分水にさらしたら好みのかたさにゆで、ゆであがったらそのまま生上げする。

③ きゅうりも小さめのさいのめに切り、水にさらす。充分水にさらしたらしっかりと水気を切っておく。

④ 玉ねぎは皮をむいて短めの千切りにし、辛味が抜けるまで充分水にさらす。辛味が抜けたらペーパータオルなどで包み、水気を絞る。

⑤ パセリは葉の部分だけをみじん切りにして水にさらす。充分水にさらしたら、しっかりと水気を絞っておく。

仕上げる

① ボウルにじゃがいも、にんじん、きゅうり、玉ねぎを入れ、マヨネーズと練りからしを混ぜ合わせる。

② 器に盛りパセリを飾る。

ごぼうのきんぴら

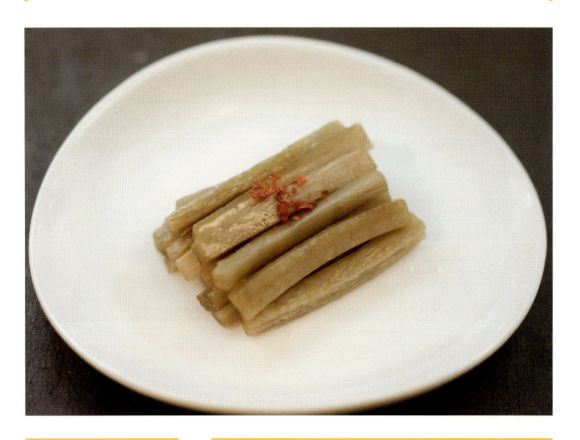

栄養価（1人分）

エネルギー	27kcal
たんぱく質	0.4g
脂　質	1.1g
炭水化物	3.7g
食　塩	**0.2g**
カリウム	**50mg**
リ　ン	**12mg**

材料・分量（1人分）

ごぼう	20g
合わせ調味料	
濃口しょうゆ	1.2g
砂糖	0.5g
みりん	0.5g
酒	2g
一味とうがらし	少々
	（参考：0.1g）
ごま油	1g

作り方

材料の下準備をする

①ごぼうは洗って汚れを落とし、好みの太さに切って水にさらす。充分水にさらしたら水から火にかけ、好みのかたさにゆでる。
②ごぼうがゆであがったらざるなどにあけ、そのまま生上げ(きあ)する（15ページ参照）。
③ボウルに合わせ調味料の材料をすべて入れ、合わせ調味料を作る。

仕上げる

①鍋にごま油を入れて火にかけ、ゆであがったごぼうを炒める。
②全体にごま油が回ったら、合わせ調味料を加え炒め合わせる。
③全体的に調味料をなじませる。
④器に盛り、一味とうがらしをあしらう。

アスパラマヨネーズ

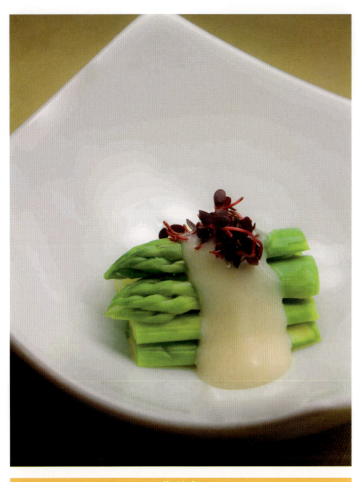

栄養価（1人分）	
エネルギー	34kcal
たんぱく質	0.5g
脂　質	3g
炭水化物	1.3g
食　塩	0.1g
カリウム	43mg
リ　ン	13mg

材料・分量（1人分）	
アスパラガス	15g
マヨネーズソース	
マヨネーズ	4g
煮きりみりん	1g
紅たで	2g

副菜小鉢

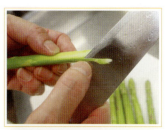
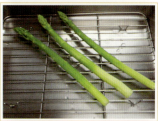
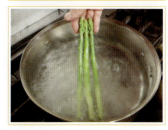

作り方

材料の下準備をする

①アスパラガスは下のかたい部分の皮をむいてはかまを取り、熱湯で色よくゆでた後（15ページ参照）、生上げする（15ページ参照）。

②紅たでは充分水にさらした後にペーパータオルなどで水気を切る。

ソースを作る

●ボウルにマヨネーズと煮きりみりん（134ページ参照）を入れて混ぜ合わせる。

仕上げる

①アスパラガスを食べやすい長さに切って器に盛る。

②その上にマヨネーズソースをかけ、紅たでを飾る。

オクラの中華和え

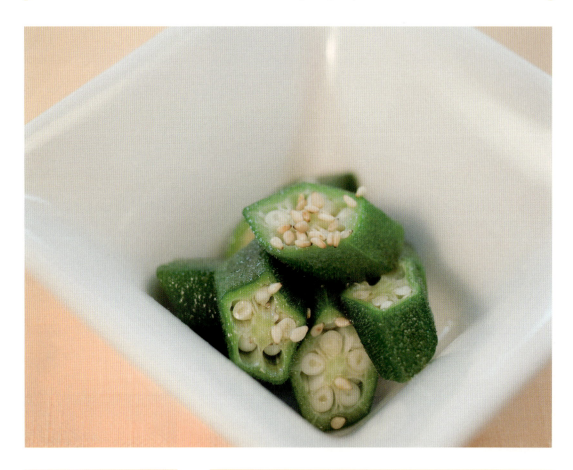

栄養価（1人分）	
エネルギー	21kcal
たんぱく質	0.5g
脂　質	1.6g
炭水化物	1.4g
食　塩	**0.1g**
カリウム	**42mg**
リ　ン	**13mg**

材料・分量（1人分）		
オクラ		13g
白炒りごま		1g
A	めんつゆ	0.7g
	煮きりみりん	0.2g
	ごま油	1g

作り方

材料の下準備をする
①オクラは爪楊枝で2〜3ヵ所穴をあけ、熱湯で色よくゆでる（15ページ参照）。
②オクラがゆであがったら、冷水でしっかりと冷ます。
③オクラが冷えたら水気をよく切り、1cm位の幅の斜め切りにする。

仕上げる
①ボウルに切ったオクラを入れ、Aと合わせる。
②器にオクラを盛り、白ごまを飾る。

水菜の海苔和え

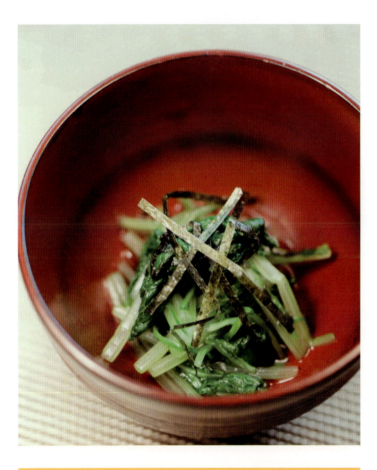

栄養価（1人分）	
エネルギー	8kcal
たんぱく質	0.5g
脂　質	微量
炭水化物	1.6g
食　塩	0.2g
カリウム	67mg
リ　ン	13mg

材料・分量（1人分）	
水菜	15g
焼き海苔	0.2g
たれ	
濃口しょうゆ	1g
みりん	1.5g
一番だし	5g

副菜小鉢

作り方

材料の下準備をする
①水菜は根元に汚れが残らないように水洗いをし、熱湯で色よくゆでる（15ページ参照）。
②水菜がゆであがったら冷水で冷ます。しっかりと冷えたら水気を絞り食べやすい大きさに切る。
③焼き海苔は細長くきざんでおく。

たれを作る
●鍋にたれの材料をすべて入れて一煮立ちさせ、そのまま冷ます。

仕上げる
①ボウルに水菜、焼き海苔（分量の半分位）、たれを入れて混ぜ合わせる。
②2〜3分おいて味を含ませたら水菜を器に盛り、ボウルに残ったたれを回しかけ、残りの焼き海苔をのせる。

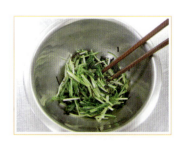

菜の花のからしじょうゆ

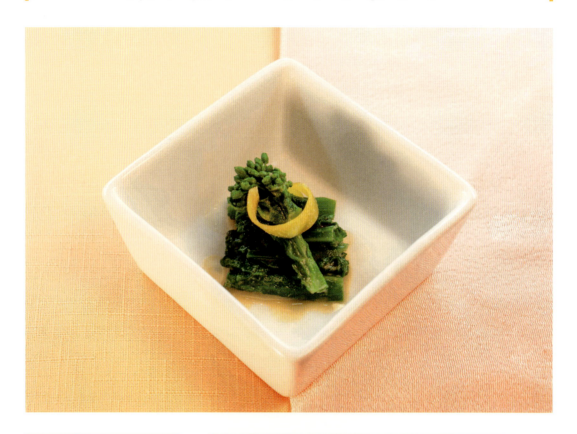

栄養価（1人分）	
エネルギー	7kcal
たんぱく質	0.8g
脂　質	0.1g
炭水化物	1.0g
食　塩	0.1g
カリウム	34mg
リ　ン	15mg

材料・分量（1人分）	
菜の花	15g
A　めんつゆ（3倍濃縮）	0.3g
濃口しょうゆ	0.3g
練りからし	0.5g
一番だし	5g
にんじん	1g

作り方

材料の下準備をする
① 菜の花は水洗いし、熱湯で好みのかたさにゆでる。
② 菜の花がゆであがったら冷水に取り冷ます。冷えたらしっかりと水気を絞り、器に並べておく。
③ Aを合わせてたれを作り、並べておいた菜の花にかけて浸しておく。
④ にんじんは飾り切りにする。

仕上げる
① 菜の花を浸けだれからあげ、適当な長さに切って器に盛る。
② 残ったたれを菜の花の器に注ぎ、にんじんをあしらう。

いんげんのごま和え

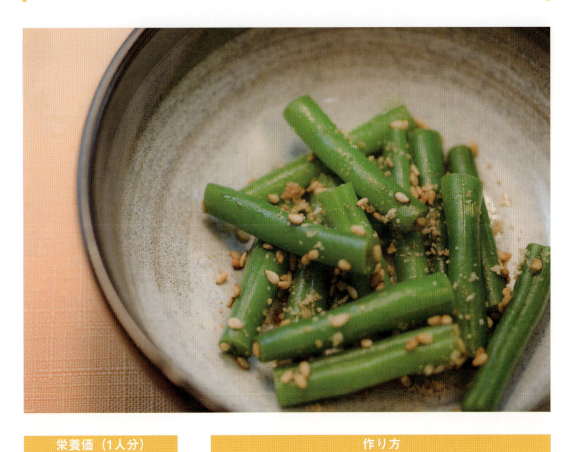

副菜小鉢

栄養価（1人分）

エネルギー	16kcal
たんぱく質	0.6g
脂　質	0.9g
炭水化物	1.7g
食　塩	**0.1g**
カリウム	**50mg**
リ　ン	**17mg**

材料・分量（1人分）

いんげんまめ	15g
白ごま	0.1g
濃口しょうゆ	0.7g
砂糖	0.5g
白すりごま	1.5g

作り方

材料の下準備をする

① いんげんまめは3〜4cm位の長さに切り、熱湯で好みのかたさにゆでる。ゆであがったら、冷水に取りしっかりと冷ます。
② 冷えたら冷水からあげ、ペーパータオルなどでしっかりと水気を切る。
③ 白すりごまを鍋に入れ、焦げないように弱火で空炒りし、香りが立ってきたら火から外して別の容器に移す。
④ 濃口しょうゆと砂糖を混ぜ、たれを作る。

仕上げる

① いんげんまめとたれを合わせ、味をなじませる。
② 味がなじんだら白すりごまを加え合わせる。
③ 器に盛り、空炒りした白すりごまを飾る。

大根のゆずみそ

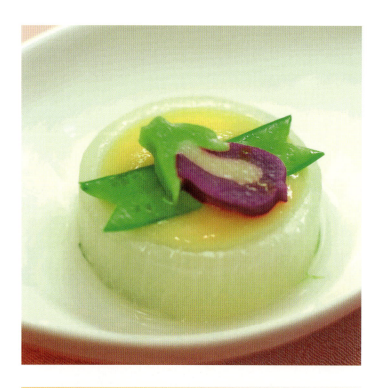

栄養価（1人分）

エネルギー	29kcal
たんぱく質	1.5g
脂 質	0.2g
炭水化物	5.3g
食 塩	0.9g
カリウム	133mg
リ ン	23mg

材料・分量（1人分）

大根	40g
一番だし	50g
白だし	5g
絹さや	2g
生麩	6g
ゆずみそ	
みそ	2g
煮きりみりん	1.7g
ゆず皮	0.2g

用意

米のとぎ汁	適量

＊米のとぎ汁は栄養価に加算していない。

作り方

材料の下準備をする

①大根は皮をむいて40g位の輪切りにする。米のとぎ汁で大根を下ゆでする。
②ゆであがったら一番だし、白だしを合わせた煮汁で薄く味を含める。
③大根を串で刺して好みのかたさになったら、火を止めてそのまま冷ます。
④絹さやはすじを取って色よくゆでた（15ページ参照）後冷水に取る。
⑤生麩は適当な厚さに切り、大根の煮汁で味を含めておく。

ゆずみそを作る

①ボウルにゆずみその材料をすべて入れ、混ぜ合わせる。
②最後にゆず皮をすりおろして、みそに加える。

仕上げる

①器に大根を盛り、ゆずみそをのせる。
②絹さやと生麩を盛りつける。

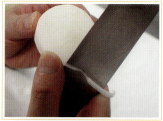

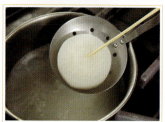

三つ葉の黄身酢

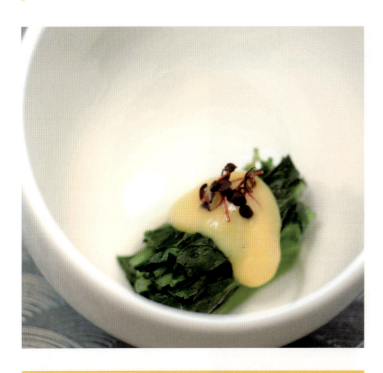

栄養価（1人分）	
エネルギー	18kcal
たんぱく質	0.8g
脂　質	0.9g
炭水化物	1.8g
食　塩	微量
カリウム	44mg
リ　ン	24mg

材料・分量（1人分）	
三つ葉	15g
黄身酢	
卵黄	2.6g
酢	1.7g
砂糖	1.1g
塩	少々（参考：0.01g）
紅たで	少々（参考：1g）

副菜小鉢

作り方

材料の下準備をする

①三つ葉は根元に汚れが残らないように水洗いし、熱湯で色よくゆでる（15ページ参照）。

②三つ葉がゆであがったら冷水で冷ます。しっかりと冷えたら水気を絞り、食べやすい大きさに切る。

③紅たでは充分水にさらした後にペーパータオルなどで水気を切る。

黄身酢を作る

①鍋に湯を沸かしておく。

②ボウルに黄身酢の材料をすべて入れ、混ぜ合わせる。

③鍋の火加減を弱火にして黄身酢の入ったボウルを浮かべて湯せんにかけ、泡立て器で混ぜながら火を通す。

④黄身酢がもったりとしたら、ボウルを鍋から外し、こし器でこしてなめらかにする。

⑤黄身酢の入ったボウルの底を氷水にあて、ゴムべらで混ぜながらしっかりと冷まし、冷めたら冷蔵庫で保管する。

仕上げる

●器に三つ葉を盛り、黄身酢をかけ、紅たでをあしらう。

もずくの酢の物

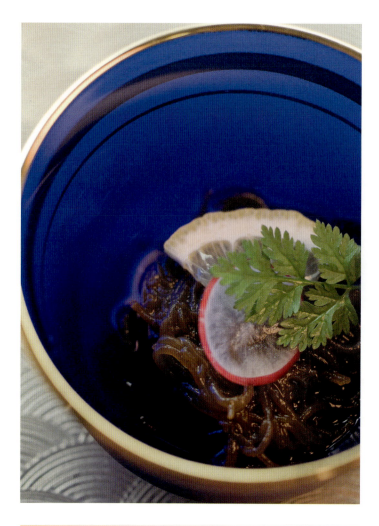

栄養価（1人分）	
エネルギー	7kcal
たんぱく質	0.1g
脂　質	微量
炭水化物	1.7g
食　塩	**0.2g**
カリウム	**17mg**
リ　ン	**3mg**

材料・分量（1人分）	
塩蔵もずく	
（塩抜きしたものを計量する）	
	20g
レモン	2g
はつか大根	2g
セルフィーユ	少々
	（参考：1g）
たれ	
酢	1.2g
砂糖	1g
淡口しょうゆ	0.4g
一番だし	10g

作り方

材料の下準備をする
①塩蔵もずくは水にさらしてしっかりと塩抜きしておく。
②レモンは4分の1の薄切りにする。
③はつか大根は薄めの輪切りにし、充分水にさらす。
④セルフィーユは水洗いしておく。

たれを作る
●鍋にたれの材料をすべて入れて一煮立ちさせ、そのまま冷ます。

仕上げる
①器に塩抜きしたもずくを盛り、たれを注ぐ。
②レモン、はつか大根、セルフィーユをあしらう。

わかめの酢みそ

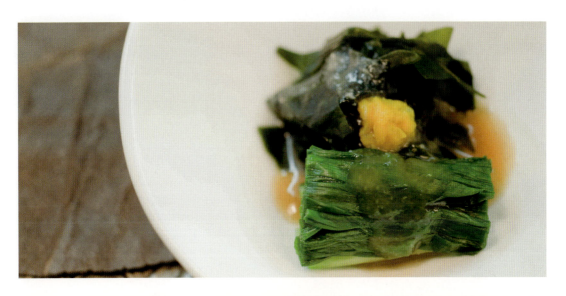

副菜小鉢

栄養価（1人分）	
エネルギー	10kcal
たんぱく質	0.5g
脂　質	0.2g
炭水化物	2.0g
食　塩	0.3g
カリウム	25mg
リ　ン	8mg

材料・分量（1人分）

塩蔵わかめ（塩抜きしたものを計量する）	10g
小ねぎ	5g
食用菊	1g
酢みそ	
酢	0.8g
みそ	1.6g
砂糖	1g
粉からし	0.1g
水	1g

用意

酢（食用菊をゆでる際に使用）　適量

＊食用菊をゆでる際に使用する酢は栄養価に加算していない。

作り方

材料の下準備をする

①塩蔵わかめは水にさらしてしっかりと塩抜きしておき、適当な大きさに切る。
②小ねぎは根元の方を輪ゴムなどで束ね、熱湯で色よくゆでて（15ページ参照）冷水に取る。
③小ねぎが冷えたら束ねたまま水気をしっかりと絞り、適当な長さに切る。
④食用菊は花びらの部分だけを摘み取り、酢を少し入れた熱湯でゆでる。ゆでた花びらを冷水に取り、冷えたらしっかりと絞っておく。

酢みそを作る

●酢みその材料をすべて合わせてよく練る。

仕上げる

①わかめ、小ねぎをそれぞれ器に盛り、酢みそをかける。
②ゆでた食用菊をあしらう。

くらげの中華和え

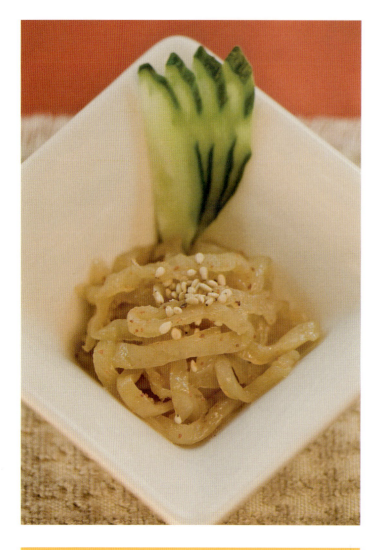

栄養価（1人分）	
エネルギー	30kcal
たんぱく質	1.2g
脂　質	2.1g
炭水化物	1.3g
食　塩	0.1g
カリウム	13mg
リ　ン	9mg

材料・分量（1人分）	
塩蔵くらげ	
（塩抜きしたものを計量する）	
	20g
きゅうり	5g
濃口しょうゆ	0.6g
酢	3g
砂糖	1g
ごま油	2g
白炒りごま	0.2g
一味とうがらし	少々
	（参考：0.1g）

作り方

材料の下準備をする

①塩蔵くらげはしっかりと塩抜きしておき、食べやすい長さに切る。
②きゅうりは縦半分に切って薄切りにし、充分水にさらす。
③濃口しょうゆ、酢、砂糖、ごま油を合わせ、たれを作る。

仕上げる

①塩蔵くらげとたれを合わせて軽く揉みこみ、味をなじませる。
②味がなじんだら塩蔵くらげを器に盛ってきゅうりをあしらい、炒りごま、一味とうがらしを飾る。

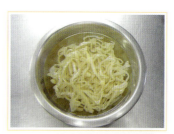

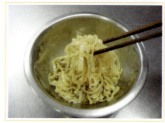

イカの梅和え

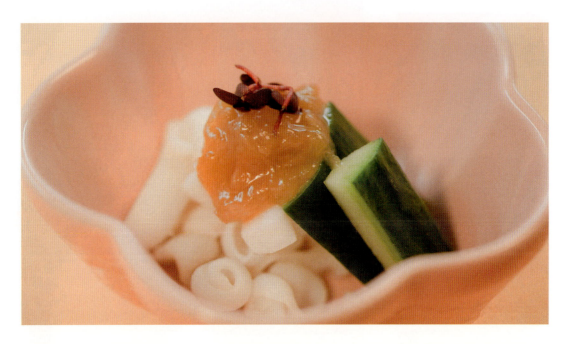

副菜小鉢

栄養価（1人分）	
エネルギー	16kcal
たんぱく質	2.0g
脂　質	0.1g
炭水化物	1.4g
食　塩	**0.3g**
カリウム	**46mg**
リ　ン	**29mg**

材料・分量（1人分）	
イカ（スルメイカ）	10g
きゅうり	7g
梅だれ	
梅干し	3g
煮きりみりん	1g
紅たで	1g

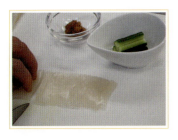

作り方

材料の下準備をする

①イカは内臓を抜き、きれいに水洗いしてから皮をむき、5cm位の長さの千切りにする。

②熱湯を用意し、千切りにしたイカを入れてさっと霜降りをかけ、冷水に取り（15ページ参照）、充分に冷えたら水気を切る。

③きゅうりは適当な大きさに切って充分水にさらし、その後しっかりと水気を切る。

④紅たでは充分水にさらした後にペーパータオルなどで水気を切る。

梅だれを作る

①梅干しは種を取り、包丁などで叩いてペースト状にする。

②ボウルにペースト状にした梅干しと、煮きりみりん（134ページ参照）を合わせる。

仕上げる

●器にイカ、きゅうりを盛りつけて梅だれをかけ、紅たでをあしらう。

牛ステーキ御膳
牛ステーキ

栄養価（1人分）

エネルギー	222kcal
たんぱく質	10.4g
脂　質	17.2g
炭水化物	4g
食　塩	0.5g
カリウム	339mg
リ　ン	99mg

材料・分量（1人分）

牛肉（リブロース）	50g
塩	少々（参考：0.1g）
黒こしょう	少々（参考：0.1g）
焼き油	3g
赤パプリカ	8g
なす	12g
ズッキーニ	12g
イエローズッキーニ	12g
揚げ油	適量
デトロイト	2枚
ソース	
A ┌ 青じそドレッシング	5g
├ みりん	2g
└ 水	10g
大根	12g
ホースラディッシュ（すりおろしたものとして）	2g

＊揚げ油は5gを1人分の分量として栄養価を計算した。

＊デトロイトがない場合はイタリアンパセリを使用する。

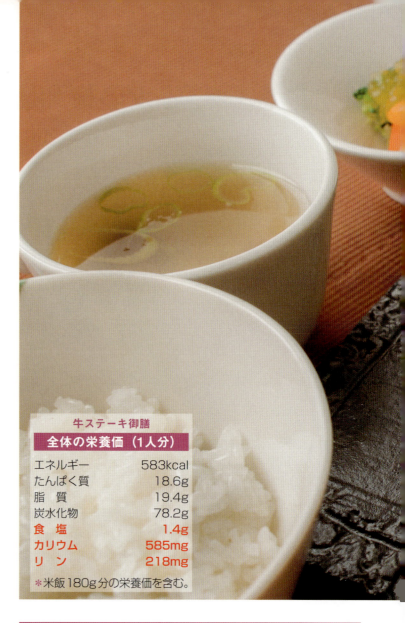

牛ステーキ御膳
全体の栄養価（1人分）

エネルギー	583kcal
たんぱく質	18.6g
脂　質	19.4g
炭水化物	78.2g
食　塩	1.4g
カリウム	585mg
リ　ン	218mg

＊米飯180g分の栄養価を含む。

作り方

材料の下準備をする

① 牛肉は1切れ50gの大きさに切る。

② なす、ズッキーニ、イエローズッキーニは輪切りに、赤パプリカはくし切りにし、それぞれ水にさらす。充分水にさらしたらしっかりと水気を切る。

③ 大根は皮をむき充分水にさらした後にすりおろし、ざるなどで水気を切る。

④ ホースラディッシュは皮をむいてすりおろす。

ソースを作る

● 鍋にAを入れて一煮立ちさせ、そのまま冷ます。冷めたらおろした大根とホースラディッシュを加え、よく混ぜ合わせる。

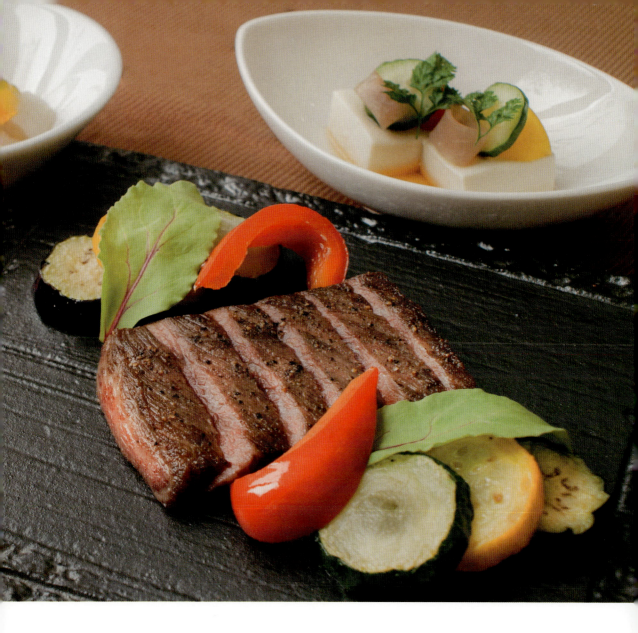

仕上げる

① 牛肉に塩、黒こしょうを振る。
② よく熱したフライパンに油を入れて牛肉を焼く。焼きあがったら皿に移し、肉汁を落ち着かせるために2～3分程度おく。
③ 170℃位に熱した油で野菜を素揚げする。
④ 牛肉を食べやすい大きさに切り分け、野菜とともに皿に盛りつけ、デトロイトを飾る。
⑤ ソースは別の器で添える。

牛ステーキ御膳 みそ汁

栄養価（1人分）	
エネルギー	13kcal
たんぱく質	0.8g
脂 質	0.3g
炭水化物	2g
食 塩	0.7g
カリウム	41mg
リ ン	14mg

材料・分量（1人分）	
みそ	4g
和風顆粒調味料	0.4g
水	110g
みりん	1g
なめこ	10g
長ねぎ	2g

作り方

材料の下準備をする
● なめこは熱湯でゆで、水で冷ます。長ねぎは小口切りにして水にさらす。充分水にさらしたらペーパータオルなどで水気をふき取る。

みそ汁を作る
● 鍋に分量の水を入れて火にかけ、沸騰したら和風顆粒調味料とみそを入れて溶かす。再び沸いてきたらなめこを入れ、火を止める。

仕上げる
● みそ汁110gを器に盛り長ねぎを入れる。

牛ステーキ御膳 豆腐と生ハムのサラダ

作り方

材料の下準備をする
① 絹ごし豆腐は好みの大きさに切る。バットなどにペーパータオルを敷き、豆腐を並べて余分な水気を切る。
② 生ハムは細切りにする。
③ きゅうりは輪切りにして水にさらす。充分水にさらしたらしっかりと水気を切る。
④ ミニトマト、黄ミニトマトはくし切りにする。
⑤ セルフィーユは水にさらす。充分水にさらしたらしっかりと水気を切る。

ドレッシングを作る
① 長ねぎ、生姜はみじん切りにする。
② 鍋にAを入れて一煮立ちさせ、そのまま冷ます。冷めたら長ねぎ、生姜を加え、よく混ぜ合わせる。

仕上げる
① 器に絹ごし豆腐、生ハム、きゅうり、ミニトマト、黄ミニトマトを盛る。
② ドレッシングをかけ、セルフィーユを飾る。

栄養価（1人分）	
エネルギー	30kcal
たんぱく質	2.4g
脂 質	1.4g
炭水化物	1.9g
食 塩	0.2g
カリウム	93mg
リ ン	36mg

材料・分量（1人分）	
絹ごし豆腐	30g
生ハム	3g
きゅうり	4g
ミニトマト	3g
黄ミニトマト	3g
セルフィーユ	少々
	（参考：0.2g）
ドレッシング	
長ねぎ	1g
生姜	0.1g
A　濃口しょうゆ	1g
酢	1g
砂糖	0.5g
水	4g

牛ステーキ御膳 野菜のオレンジジュレのせ

作り方

材料の下準備をする
① にんじん、大根は皮をむき、乱切りにして水にさらす。ブロッコリーは一口大の小房に切り分け、充分水にさらす。
② にんじんは水から火にかけて歯応えが残る程度にゆで、ゆであがったら冷水で冷ます。ブロッコリーは熱湯でゆで、冷水で冷ます。野菜はそれぞれしっかりと水気を切る。
③ 鍋に酢、砂糖、水を入れて一煮立ちさせそのまま冷ます。冷めたらにんじん、大根を漬け、味が浸みこむまで半日程度冷蔵庫に入れておく。

オレンジジュレを作る
① 分量の水に粉ゼラチンを入れてふやかす。
② 鍋にオレンジジュース、砂糖を入れて火にかけ、砂糖が溶けたら火を止めてふやかしておいた粉ゼラチンを加え、予熱で溶かす。
③ 粗熱を取り、器に流し入れ、冷蔵庫で充分冷やし固める。

仕上げる
● 器ににんじん、大根、ブロッコリーを盛り、オレンジジュレをのせる。

栄養価（1人分）

エネルギー	16kcal
たんぱく質	0.5g
脂 質	0g
炭水化物	3.5g
食 塩	微量
カリウム	60mg
リ ン	8mg

材料・分量（1人分）

にんじん	5g
大根	10g
ブロッコリー	6g
下味	
酢	3g
砂糖	1.2g
水	12g
オレンジジュレ	
オレンジジュース	8g
砂糖	0.3g
粉ゼラチン	0.2g
水（ふやかす際に使用）	1.6g

セットメニュー

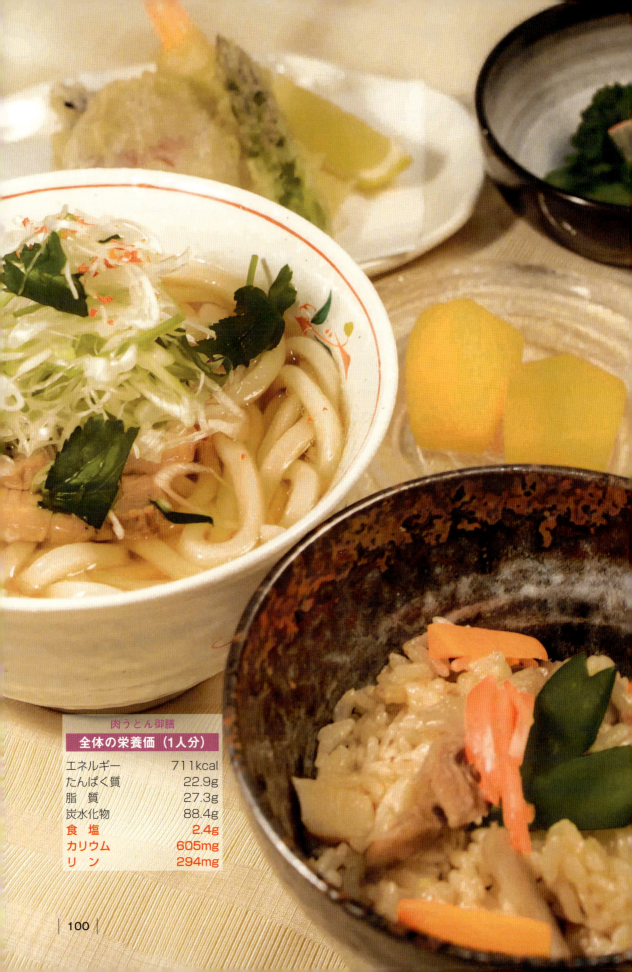

肉うどん御膳

全体の栄養価（1人分）

エネルギー	711kcal
たんぱく質	22.9g
脂　質	27.3g
炭水化物	88.4g
食　塩	2.4g
カリウム	605mg
リ　ン	294mg

肉うどん御膳 肉うどん

作り方

材料の下準備をする
① 豚肉はブロックのまま、表面をフライパンで焼く。
② 深めの鍋に湯を沸かし、焼いた豚肉を入れて30分程度ゆでる（湯の量は豚肉にかぶる位）。
③ ゆであがったらゆで汁ごと冷まし、食べやすい大きさに切り分ける。
④ 長ねぎは薄い斜め切りにし、三つ葉は2cm位の長さに切る。長ねぎと三つ葉は一緒に水にさらし、充分さらしたらしっかりと水気を切る。

つゆを作る
● 鍋につゆの材料をすべて入れ火にかけ、一煮立ちしたら火を止める。

仕上げる
① 鍋にうどんのつゆと切り分けておいた豚肉を合わせて入れ、弱火で温める。
② ゆでうどんは熱湯で温めて湯切りし、器に盛る。上から温めておいたうどんのつゆを注いで、豚肉と薬味をのせる。

栄養価（1人分）

エネルギー	268kcal
たんぱく質	8g
脂質	12.5g
炭水化物	28.2g
食塩	1.3g
カリウム	191mg
リン	82mg

材料・分量（1人分）

うどん（ゆで）	120g
豚肉（ブロック、ばら）	30g
薬味	
長ねぎ	6g
三つ葉	4g
一味とうがらし	少々
（参考：0.1g）	
つゆ	
一番だし	100g
濃口しょうゆ	2g
めんつゆ（3倍濃縮）	4.6g
みりん	0.1g
砂糖	0.1g
和風顆粒調味料	0.1g

＊うどんの分量はゆであがった量で表示している。

肉うどん御膳 菜の花の黄身酢

作り方

材料の下準備をする
① 菜の花は根元に汚れが残らないように水洗いをし、熱湯で色よくゆで（15ページ参照）、ゆであがったら冷水で冷ます。しっかりと冷えたら水気を絞り、食べやすい大きさに切る。
② はつか大根は薄い半月切りにして水にさらし、充分さらしたら水気を切る。

黄身酢を作る
① 鍋に湯を沸かしておく。
② ボウルに黄身酢の材料をすべて入れ、混ぜ合わせる。
③ 鍋の火加減を弱火にして黄身酢の入ったボウルを浮かべて湯せんにかけ、泡立て器で混ぜながら火を通す。
④ 黄身酢がもったりとしたら、ボウルを鍋から外し、こし器でこしてなめらかにする。
⑤ 黄身酢の入ったボウルの底を氷水にあて、ゴムべらで混ぜながらしっかりと冷まし、冷めたら冷蔵庫で保管する。

仕上げる
● 菜の花を器に盛って黄身酢をかけ、はつか大根をあしらう。

栄養価（1人分）

エネルギー	19kcal
たんぱく質	1.1g
脂質	0.9g
炭水化物	1.8g
食塩	0.1g
カリウム	30mg
リン	28mg

材料・分量（1人分）

菜の花	15g
はつか大根	1g
黄身酢	
卵黄	2.6g
酢	1.7g
砂糖	1.1g
塩	少々（参考：0.01g）

セットメニュー

肉うどん御膳　五目炊き込みご飯

栄養価（1人分）

エネルギー	293kcal
たんぱく質	9.6g
脂質	7.5g
炭水化物	43.4g
食塩	0.9g
カリウム	209mg
リン	125mg

材料・分量（3人分）

米	（1カップ）150g
具材	
鶏肉（もも）	90g
油揚げ	15g
たけのこ	27g
ごぼう	27g
にんじん	24g
生姜	5g
炒め油	3.6g
さやえんどう	6g
紅しょうが	4.5g
調味料	
和風顆粒調味料	0.6g
めんつゆ（3倍濃縮）	8.4g
A　　濃口しょうゆ	8g
みりん	12g
砂糖	2.4g
酒	3.6g
水	150g

＊材料・分量は3人分とした。

作り方

材料の下準備をする

①米はといで30分ほど水に浸し、ざるに移して水気を切る。
②鶏肉は小さめの角切りにする。
③油揚げは熱湯を回しかけて油抜きをして太めの千切りにする。
④たけのこはいちょう切りにして熱湯でゆで、水気を切る。
⑤ごぼうはささがきにして水にさらし、水から火にかけ好みのかたさにゆでて水気を切る。
⑥にんじんは太めの千切りにし、充分水にさらして水気を切る。
⑦生姜は千切りにする。
⑧さやえんどうは斜め切りにし、熱湯でゆでた後水で冷ます。

具材を作る

①鍋に油を入れて中火にかけ、鶏肉、生姜を入れて炒める。
②鶏肉の表面が白くなったら、油揚げ、たけのこ、ごぼう、にんじんを入れて軽く炒める。
③Aと水を入れて一煮立ちしたら火を止め、ざるに移して具材と煮汁に分ける。

ご飯を炊く

①炊飯器に水気を切った米と煮汁を入れ、内釜の目盛りまで水を入れる。
②米の上に具材をのせ、炊飯器のスイッチを入れてご飯を炊く。
③炊き上がったら、ご飯と具材をよく混ぜ合わせて140gを器に盛り、さやえんどう、紅しょうがを添える。

ポイント

＊ご飯を炊くときの水は白米を炊くときよりも少なめに合わせた方がよい。

肉うどん御膳　デザート　柿

作り方

●柿は皮をむき、器に盛る。

栄養価（1人分）

エネルギー	18kcal
たんぱく質	0.1g
脂質	0.1g
炭水化物	4.8g
食塩	0g
カリウム	51mg
リン	4mg

材料・分量（1人分）

柿	30g

肉うどん御膳 天ぷら

栄養価（1人分）

エネルギー	113kcal
たんぱく質	4.1g
脂 質	6.3g
炭水化物	10.2g
食 塩	0.2g
カリウム	124mg
リ ン	55mg

材料・分量（1人分）

具材

海老（ブラックタイガー）	14g
なす	10g
アスパラガス	8g
しいたけ	10g
薄力粉	適量
天ぷら粉	適量
水	適量
塩	少々（参考：0.1g）
揚げ油	適量
レモン	5g

＊薄力粉は3g、天ぷら粉は8g、揚げ油は6gを1人分の分量として栄養価を計算した。

用意

片栗粉（海老を洗う際に使用） 適量

＊海老を洗う際に使用する片栗粉は栄養価に加算していない。

作り方

材料の下準備をする

①海老は殻をむいて背わたを取り、片栗粉（分量外）を加えてよく練り、水で洗った後ペーパータオルなどでしっかりと水気を取る。
②海老の腹側に3～4ヵ所切り込みを入れて伸ばしておく。
③アスパラガスは下のかたい部分の皮をむき、はかまを取る。
④アスパラガスを熱湯で軽くゆで、生上げする（15ページ参照）。冷めたら適当な大きさに切る。
⑤なすは適当な大きさに切って水にさらす。充分水にさらしたらしっかりと水気を切る。
⑥しいたけは石づきを取っておく。
⑦レモンはくし切りにする。
⑧天ぷら粉を適量の水で溶き、天ぷら衣を作る。

仕上げる

①鍋に油を入れて170℃位に熱する。天ぷらの具材に薄力粉をまぶし、天ぷら衣をつけて揚げる。揚がったらしっかりと油を切り、バットに並べて塩を振る。
②天ぷらを器に盛り、レモンを添える。

セットメニュー

天丼御膳 天丼

栄養価（1人分）

エネルギー	576kcal
たんぱく質	15.3g
脂 質	11.2g
炭水化物	97.4g
食 塩	1.1g
カリウム	290mg
リ ン	199mg

材料・分量（1人分）

米飯	180g
海老（ブラックタイガー）	28g
きす	14g
なす	10g
れんこん	6g
しいたけ	8g
しその葉	1g
薄力粉	適量
天ぷら粉	適量
水	適量
揚げ油	適量
丼たれ	20g

＊薄力粉、揚げ油は10g、天ぷら粉は16gを1人分の分量として栄養価を計算した。

用意

片栗粉（海老を洗う際に使用） 適量

魚を洗う水
（下記を混ぜ合わせておく）

塩	0.2g
水	150g
日本酒	5g

＊海老を洗う際に使用する片栗粉、魚を洗う水は栄養価に加算していない。

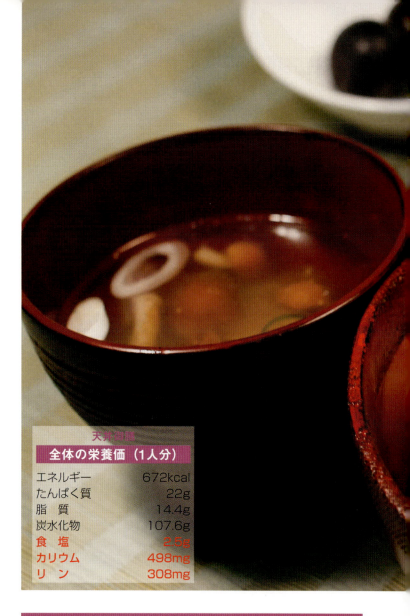

全体の栄養価（1人分）

エネルギー	672kcal
たんぱく質	22g
脂 質	14.4g
炭水化物	107.6g
食 塩	2.5g
カリウム	498mg
リ ン	308mg

作り方

材料の下準備をする

① 海老は殻をむいて背わたを取り、片栗粉（分量外）を加えてよく練り、水で洗った後ペーパータオルなどでしっかりと水気をふき取る。

② 海老の腹側に3～4ヵ所切り込みを入れて伸ばしておく。

③ きすはうろこを取って、頭、内臓を取り、きれいに水洗いして背開きにする。中骨は外し、腹骨をそぐように切り落とす。きすは魚を洗う水で洗い、もう一度真水ですすいでペーパータオルなどで水気をふき取る。

④ なすはへたを切り落として8分の1位の食べやすい大きさに切り、れんこんは皮をむいて半月切りにし、それぞれ充分水にさらす。

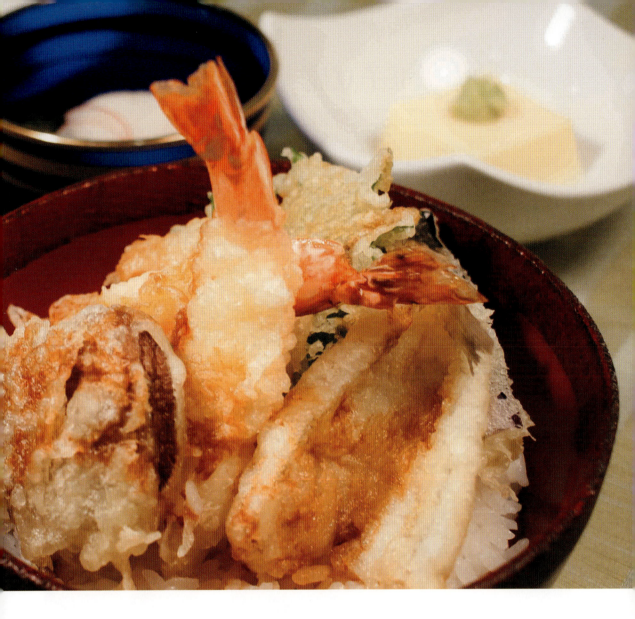

⑤しいたけは石づきを取り、しその葉は水洗いする。
⑥天ぷら粉を適量の水で溶き、天ぷら衣を作る。

丼たれを作る
● 134ページを参照して「手作り丼たれ」を作る。

仕上げる
①鍋に油を入れて170℃位に熱する。天ぷらの具材に薄力粉をまぶし、天ぷら衣をつけて揚げる。
②丼に米飯を盛った上に、揚がった天ぷらをのせ、丼たれを回しかける。

天丼御膳 玉子豆腐

作り方

材料の下準備をする
● 卵をボウルに割り入れ溶きほぐし、A を入れて混ぜ合わせ裏ごしする（以後卵液とする）。

かけたれを作る
● かけたれの材料をすべて合わせて、一煮立ちさせ、そのまま冷ます。

仕上げる
① 蒸し器に水を入れ、強火にかけて湯気が立つまで温めておく。
② 卵液を流し缶に入れ、流し缶の上に長めの箸を数本置いてペーパータオルをかぶせる。
③ 温めておいた蒸し器に割り箸を2～3本並べて、その上に流し缶をおく。
④ 蒸し器の蓋を少しずらして火加減を弱火にし、蒸し器の中の温度が85℃位になるよう調整して20～25分位蒸す。竹串を刺して透明な液が出てきたら、蒸し器から流し缶を取り出してしっかり冷ます。
⑤ 流し缶から玉子豆腐を取り出して食べやすい大きさに切り分け、器に盛った上にたれをかけてわさびを添える。

栄養価（1人分）

エネルギー	47kcal
たんぱく質	3.3g
脂　質	2.8g
炭水化物	1.4g
食　塩	0.4g
カリウム	52mg
リ　ン	51mg

材料・分量（1人分）

卵		25g
A	一番だし	15g
	白だし	0.5g
	みりん	0.5g
	淡口しょうゆ	0.1g
	和風顆粒調味料	0.1g
かけたれ		
	一番だし	5g
	白だし	0.5g
	みりん	0.5g
練りわさび		2g

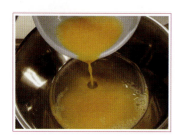
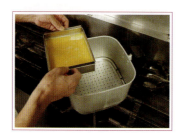
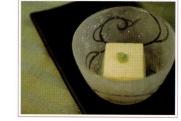

天丼御膳 デザート ぶどう

作り方
● ぶどうは軸から外して水洗いし、根元をそろえて切り器に盛りつける。

栄養価（1人分）

エネルギー	18kcal
たんぱく質	0.1g
脂　質	0g
炭水化物	4.7g
食　塩	0g
カリウム	39mg
リ　ン	5mg

材料・分量（1人分）

ぶどう	30g

天丼御膳 ほたてときゅうりの酢の物

作り方

材料の下準備をする
① ほたては 12g の大きさのものを用意する。薄い塩水で洗った後にもう一度真水ですすぎ、熱湯で軽くゆでて冷水で冷ます。
② きゅうりを小口切りにして水にさらし、充分さらしたら水気を切る。
③ 塩蔵わかめは水にさらしてしっかりと塩抜きし、食べやすい大きさに切る。はつか大根は輪切りにして水にさらす。充分水にさらしたら、しっかりと水気を切る。

合わせ酢を作る
● 鍋に合わせ酢の材料をすべて入れて一煮立ちさせ、そのまま冷ます。

仕上げる
● ほたて、きゅうり、わかめを合わせ酢に浸して器に盛り、残った合わせ酢を注いではつか大根をあしらう。

栄養価（1人分）

エネルギー	18kcal
たんぱく質	2.5g
脂質	0.1g
炭水化物	2.1g
食塩	0.3g
カリウム	76mg
リン	39mg

材料・分量（1人分）

ほたて（むき身）	12g
きゅうり	10g
塩蔵わかめ（塩抜きしたものを計量する）	10g
はつか大根	0.5g
合わせ酢	
一番だし	3g
酢	0.5g
砂糖	0.8g
淡口しょうゆ	0.5g

用意

薄い塩水	
塩	0.2g
水	150g

＊薄い塩水は栄養価に加算していない。

セットメニュー

天丼御膳 みそ汁

作り方

材料の下準備をする
● なめこは熱湯でゆで、水で冷ます。長ねぎは小口切りにして水にさらす。充分水にさらしたらペーパータオルなどで水気をふき取る。

みそ汁を作る
● 鍋に水を入れて火にかけ、沸騰したら和風顆粒調味料とみそを入れて溶かす。再び沸いてきたらなめこを入れ、火を止める。

仕上げる
● みそ汁 110g を器に盛り長ねぎを入れる。

栄養価（1人分）

エネルギー	13kcal
たんぱく質	0.8g
脂質	0.3g
炭水化物	2g
食塩	0.7g
カリウム	41mg
リン	14mg

材料・分量（1人分）

みそ	4g
和風顆粒調味料	0.4g
水	110g
みりん	1g
なめこ	10g
長ねぎ	2g

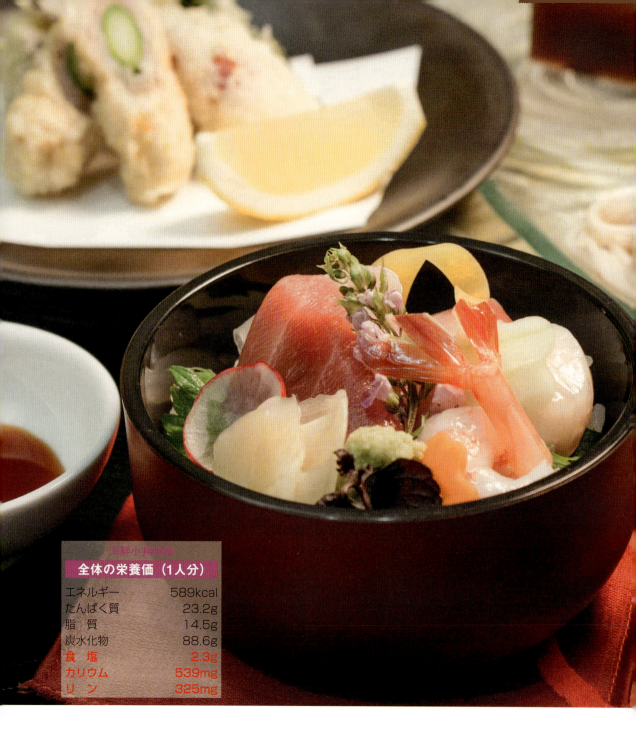

海鮮小丼ぶり

全体の栄養価（1人分）

エネルギー	589kcal
たんぱく質	23.2g
脂　質	14.5g
炭水化物	88.6g
食　塩	2.3g
カリウム	539mg
リ　ン	325mg

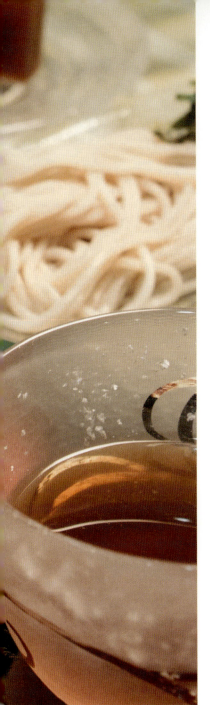

海鮮小丼御膳　海鮮小丼

栄養価（1人分）

エネルギー	278kcal
たんぱく質	13.3g
脂　質	3.8g
炭水化物	44.4g
食　塩	1.3g
カリウム	289mg
リ　ン	174mg

材料・分量（1人分）

米飯	100g
手作り寿司酢	10g
寿司しょうゆ	
濃口しょうゆ	4g
煮きり酒	1g
煮きりみりん	1g
一番だし	3g
練りわさび	5g
がり	3g
具材	
中トロ	10g
カンパチ	10g
鯛	10g
甘海老	10g
ほたて（むき身）	10g
あしらい	
にんじん	1g
きゅうり	1g
黄にんじん	1g
はつか大根	1g
青しそ	0.5g
ムラ芽	0.5g
花穂しそ	1本

用意

野菜をくり抜くための型

作り方

材料の下準備をする

① 具材はすべて指定の分量で用意する。
② にんじんは皮をむき、薄く切って型で抜き、熱湯で軽くゆでて冷水で冷ます。
③ きゅうりは薄く切って型で抜いて水にさらす。
④ 黄にんじんは皮をむき、短冊切りにして水にさらす。
⑤ はつか大根は薄い輪切りにして水にさらす。
⑥ 青しそとムラ芽は水にさらす。
⑦ 水にさらしたすべての野菜はしっかりと水気を切る。
⑧ 寿司しょうゆの材料をすべて混ぜ合わせておく。

酢飯を作る

① 135ページを参照して「手作り寿司酢」を作る。
② 少しかために炊いた米飯に寿司酢を合わせ、切るように手早く混ぜる。

仕上げる

① 酢飯を器に盛り、青しそを敷いて具材をのせ、あしらい（15ページ参照）を彩りよく盛りつけて、練りわさび、がりを添える。
② 寿司しょうゆは別の器で添える。

セットメニュー

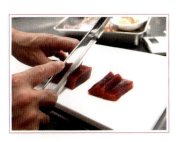

海鮮小丼御膳 そば

作り方

材料の下準備をする
- 長ねぎは小口切りにし、水にさらす。充分水にさらしたらしっかりとペーパータオルなどで水気をふき取る。

そばつゆを作る
① 鍋にそばつゆの材料をすべて入れて火にかけ、一煮立ちしたら火を止め、そのまま室温において冷ます。
② 冷めたそばつゆを冷蔵庫に入れてしっかりと冷やす。

仕上げる
① 鍋にたっぷりの湯を沸かして、生そば60gを好みのかたさにゆでる。ゆであがったそばを冷水で冷まし、水気をしっかりと切る。
② 冷えたそば100gを取って器に盛り、薬味を添える。
③ そばつゆは別の器で添える。

栄養価（1人分）

エネルギー	152kcal
たんぱく質	5.8g
脂質	1.4g
炭水化物	29.7g
食塩	0.9g
カリウム	119mg
リン	103mg

材料・分量（1人分）

生そば	60g
薬味	
長ねぎ	5g
焼き海苔（千切り）	1g
練りわさび	3g
そばつゆ	
一番だし	45g
めんつゆ（3倍濃縮）	5.1g
濃口しょうゆ	1g
みりん	0.5g
砂糖	0.3g

＊そばはできあがり重量100gを1人分の分量として栄養価を計算した。

海鮮小丼御膳 水ようかん

作り方

材料の下準備をする
① 鍋に粉寒天、水を入れて火にかけ、混ぜながら粉寒天を煮溶かす。
② 粉寒天が溶けたら砂糖、こしあんの順に加え、弱火で温めながら混ぜる。
③ こしあんが混ざったら、一度こし器でこして再度鍋に戻し、2〜3分程度弱火で煮詰めて火を止める。

仕上げる
① 鍋底に氷水をあてて冷ましながら静かに混ぜ、粗熱を取る。
② 全体にとろみがついてきたら流し缶に流し入れ、室温で冷まし固める。
③ 固まったようかんは型から取り出し、切り分けてから冷蔵庫でよく冷やし、器に盛る。

栄養価（1人分）

エネルギー	26kcal
たんぱく質	1.3g
脂質	0.1g
炭水化物	5g
食塩	微量
カリウム	8mg
リン	11mg

材料・分量（1人分）

粉寒天	0.1g
水	17g
砂糖	1.4g
こしあん	13g

海鮮小丼御膳 天ぷら

栄養価（1人分）

エネルギー	133kcal
たんぱく質	2.8g
脂　質	9.2g
炭水化物	9.5g
食　塩	**0.1g**
カリウム	**123mg**
リ　ン	**37mg**

材料・分量（1人分）

具材
なす	10g
みょうが	5g
菜の花	6g
豚肉（薄切りばら）	10g
アスパラガス	10g
薄力粉	適量
天ぷら粉	適量
水	適量
揚げ油	適量
塩	少々（参考：0.1g）
レモン	5g

＊薄力粉は2g、天ぷら粉は8g、揚げ油は5gを1人分の分量として栄養価を計算した。

作り方

材料の下準備をする

① アスパラガスは下のかたい部分の皮をむいて、はかまを取って色よくゆでる（15ページ参照）。ゆでたアスパラガスは食べやすい大きさに切り、豚肉を巻く。

② なすと菜の花は食べやすい大きさに切って水にさらす。充分水にさらしたらしっかりと水気を切る。

③ みょうがは縦4分の1に切る。

④ レモンはくし切りにする。

⑤ 天ぷら粉を適量の水で溶き、天ぷら衣を作る。

仕上げる

① 鍋に油を入れて170℃位に熱する。天ぷらの具材に薄力粉を薄くまぶし、天ぷら衣をつけて揚げる。

② 具材が揚がったらしっかりと油を切って塩を全体に振りかけ、器に盛り、レモンを添える。

冷やしぶっかけうどん

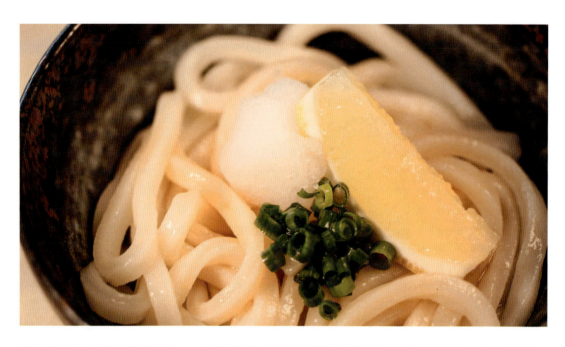

栄養価（1人分）

エネルギー	173kcal
たんぱく質	4.5g
脂　質	0.6g
炭水化物	35.5g
食　塩	1.3g
カリウム	98mg
リ　ン	43mg

材料・分量（1人分）

うどん（ゆで）	150g
薬味	
大根	15g
小ねぎ	2g
レモン	5g
たれ	
一番だし	30g
和風顆粒調味料	0.1g
濃口しょうゆ	2g
めんつゆ（3倍濃縮）	5.2g
みりん	1g
砂糖	0.2g

＊うどんはゆであがった分量で表示している。

作り方

材料の下準備をする

① 大根は皮をむき、すりおろしてからざるなどにあけて余分な水分を切り、大根おろしを作る。
② 小ねぎは小口切りにして水にさらす。充分水にさらしたらペーパータオルなどで水気をふき取る。
③ レモンはくし切りにする。

たれを作る

● 鍋にたれの材料をすべて入れて火にかけ、一煮立ちしたら火を止めて、鍋底を氷水にあてて冷ます。

仕上げる

① ゆでうどんは一度熱湯で温めてから冷水で冷まし、器に盛って上からたれを注ぐ。
② 大根おろし、小ねぎ、レモンをのせる。

肉うどん

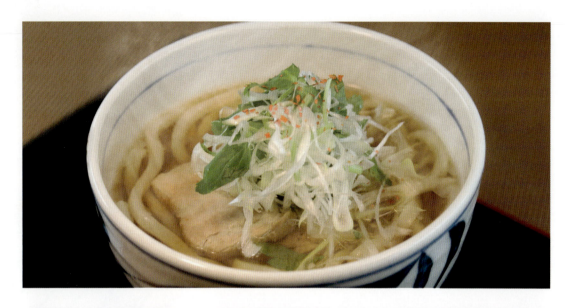

栄養価（1人分）

エネルギー	299kcal
たんぱく質	8.7g
脂　質	12.7g
炭水化物	34.7g
食　塩	1.4g
カリウム	194mg
リ　ン	88mg

材料・分量（1人分）

うどん（ゆで）	150g
豚肉（ブロック、ばら）	30g
薬味	
長ねぎ	6g
三つ葉	4g
一味とうがらし	少々
（参考：0.1g）	
つゆ	
一番だし	100g
濃口しょうゆ	2g
めんつゆ（3倍濃縮）	4.6g
みりん	0.1g
砂糖	0.1g
和風顆粒調味料	0.1g

＊うどんはゆであがった分量で表示している。

作り方

材料の下準備をする

① 豚肉はブロックのまま、表面をフライパンで焼く。
② 深めの鍋に湯を沸かし、焼いた豚肉を入れて30分程度ゆでる（湯の量は豚肉にかぶる位）。
③ ゆであがったらゆで汁ごと冷まし、食べやすい大きさに切り分ける。
④ 長ねぎは薄い斜め切りにし、三つ葉は2cm位の長さに切る。長ねぎと三つ葉は一緒に水にさらし、充分さらしたらしっかりと水気を切る。

つゆを作る

● 鍋につゆの材料をすべて入れ火にかけ、一煮立ちしたら火を止める。

仕上げる

① 鍋につゆを100gと切り分けておいた豚肉を合わせて入れ、弱火で温める。
② ゆでうどんは熱湯で温めて湯切りし、器に盛る。上から温めておいたうどんのつゆを注いで、豚肉と薬味をのせる。

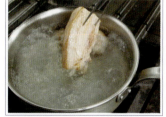

ざるそば

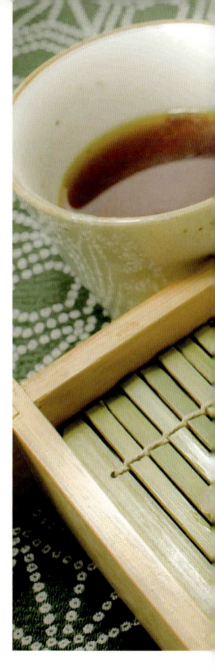

栄養価（1人分）

エネルギー	217kcal
たんぱく質	7.9g
脂　質	1.7g
炭水化物	42.6g
食　塩	**1.1g**
カリウム	**127mg**
リ　ン	**140mg**

材料・分量（1人分）

そば	150g
つゆ	
一番だし	64g
めんつゆ（3倍濃縮）	7.3g
濃口しょうゆ	1.4g
みりん	0.7g
砂糖	0.4g
薬味	
長ねぎ	5g
わさび	2g

＊そばはゆであがった分量で表示している。

作り方

そばつゆを作る

● 鍋につゆの材料をすべて入れて火にかけ、一煮立ちしたら火を止めて冷まし、粗熱が取れたら、冷蔵庫に入れてしっかり冷やす。

薬味を用意する

● 薬味の長ねぎは小口切りにし、水にさらしておく。

仕上げる

①大きめの鍋にたっぷりの湯を沸かして、そばをゆでる。
②ゆであがったそばを手早く冷水で洗い、しっかりと水切りする。
③そばつゆは別の器で1人分70gを添える。
④器にそばを盛りつけ、薬味を添える。

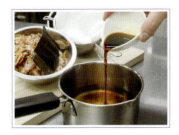
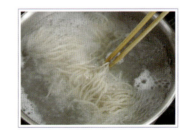

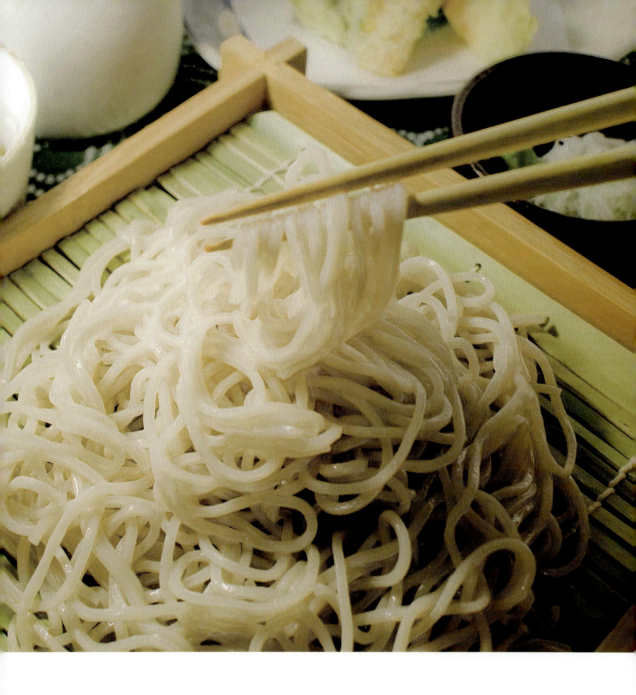

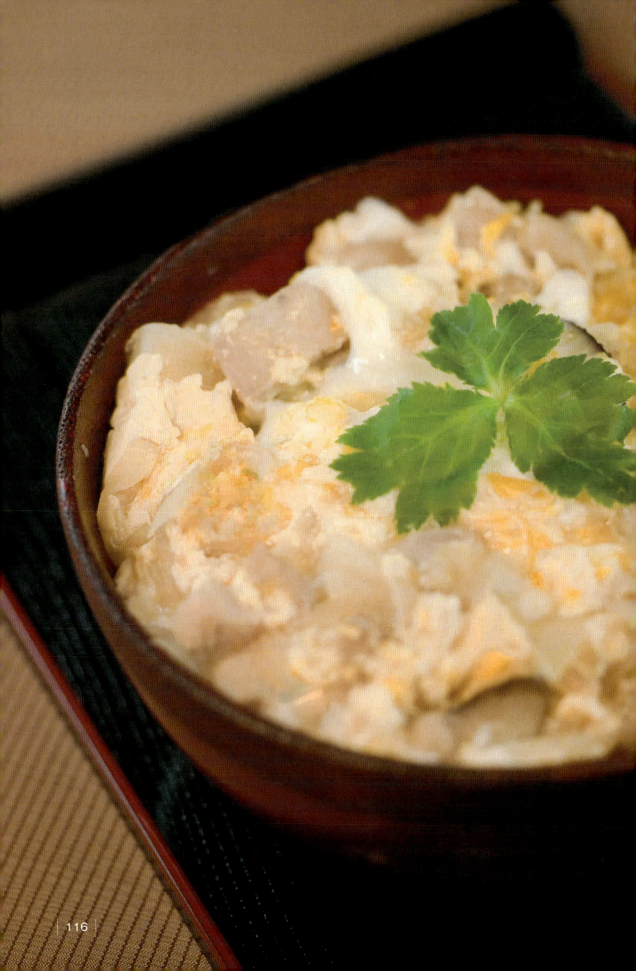

親子丼

栄養価（1人分）

エネルギー	525kcal
たんぱく質	21.4g
脂質	14.2g
炭水化物	73.2g
食塩	1.1g
カリウム	385mg
リン	273mg

材料・分量（1人分）

米飯	180g
鶏肉（もも）	60g
玉ねぎ	30g
干ししいたけ	8g
卵	50g
三つ葉	1g
とじだれ	
一番だし	50g
濃口しょうゆ	4g
砂糖	1g
和風顆粒調味料	0.1g
みりん	2g
めんつゆ（3倍濃縮）	1.3g

作り方

材料の下準備をする

① 鶏肉は小さめのそぎ切りにする。
② 玉ねぎは千切りにして水にさらす。干ししいたけは水で戻して千切りにする。
③ 玉ねぎ、干ししいたけはそれぞれ軽くゆでておく。
④ 三つ葉は適当な長さに切り、水にさらす。
⑤ 卵は割りほぐしておく。
⑥ 鍋にとじだれの材料をすべて入れ、一煮立ちさせる。

仕上げる

① 鍋にとじだれを注ぎ、玉ねぎ、干ししいたけ、鶏肉を入れ火にかけ、沸いてきたら火を弱めて鶏肉に火を通す。
② 鶏肉に火が通ったら卵を中心から回し入れ、蓋をする。
③ 卵が好みのかたさになったら火を止めてご飯の上にのせ、三つ葉を飾る。

ポイント

＊ご飯はいつもよりかために炊いた方がよい。

一品料理

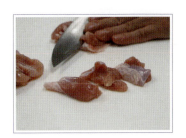 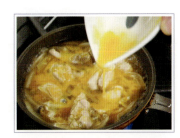 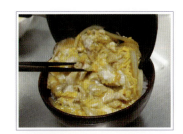

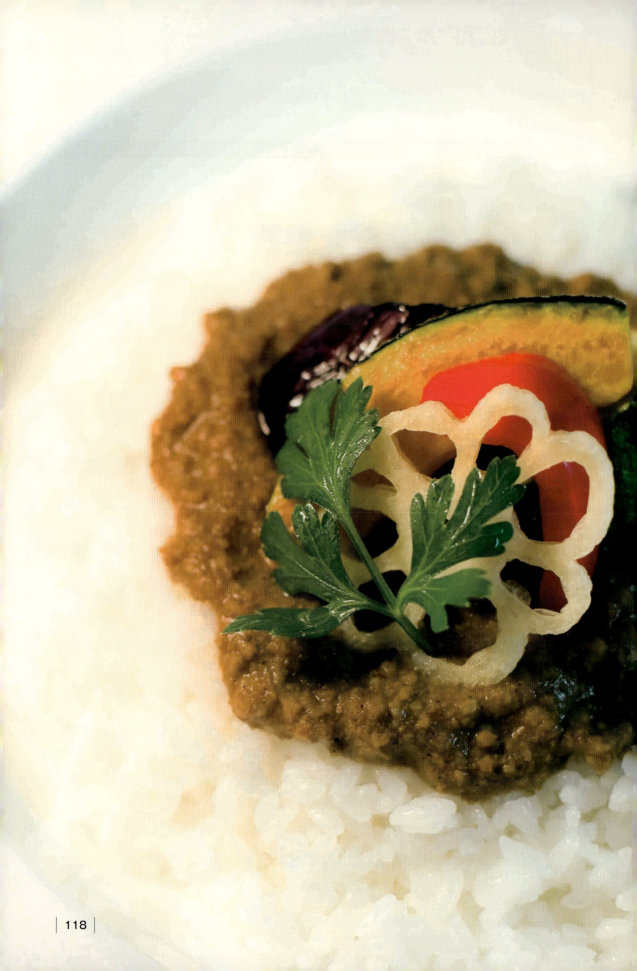

ドライカレー

栄養価（1人分）

エネルギー	624kcal
たんぱく質	18.5g
脂　質	12.4g
炭水化物	85.1g
食　塩	**0.9g**
カリウム	**470mg**
リ　ン	**214mg**

材料・分量（1人分）

米飯		200g
具材		
豚ひき肉		65g
炒め油		2g
A	玉ねぎ	20g
	セロリ	5g
	にんじん	5g
	生姜	1g
	炒め油	2g
ルウ		
小麦粉		3g
カレー粉		1.5g
冷水		50g
B	トマトケチャップ	1g
	とんかつソース	3g
	カレールウ（市販、固形）	5g
つけ合わせ		
なす		10g
ズッキーニ		6g
赤パプリカ		4g
かぼちゃ		6g
れんこん		6g
揚げ油		適量
イタリアンパセリ		少々
		（参考：1g）

＊揚げ油は4gを1人分の分量として栄養価を計算した。

作り方

材料の下準備をする

① Aの野菜はみじん切りにして水にさらす。しっかりと水気を切ってから油で炒める。

②別のフライパンに油をひいて豚ひき肉を炒め、カレー粉を加えて炒める。

③なす、ズッキーニ、パプリカは食べやすい大きさに切って水にさらしておく。

④かぼちゃ、れんこんは食べやすい大きさに切り、ゆでておく。

材料を合わせる

①鍋に炒めた野菜と豚肉を入れ、小麦粉を合わせる（ここではまだ火にかけない）。

②冷水50gとBを①に加えて火にかけ、一煮立ちしたら火を止める。

仕上げる

①つけ合わせの野菜を素揚げする。

②器にご飯を盛りつけ、ルウをかける。その上につけ合わせの野菜とイタリアンパセリをのせる。

一品料理

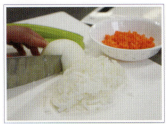

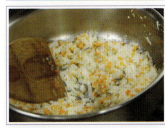
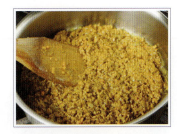

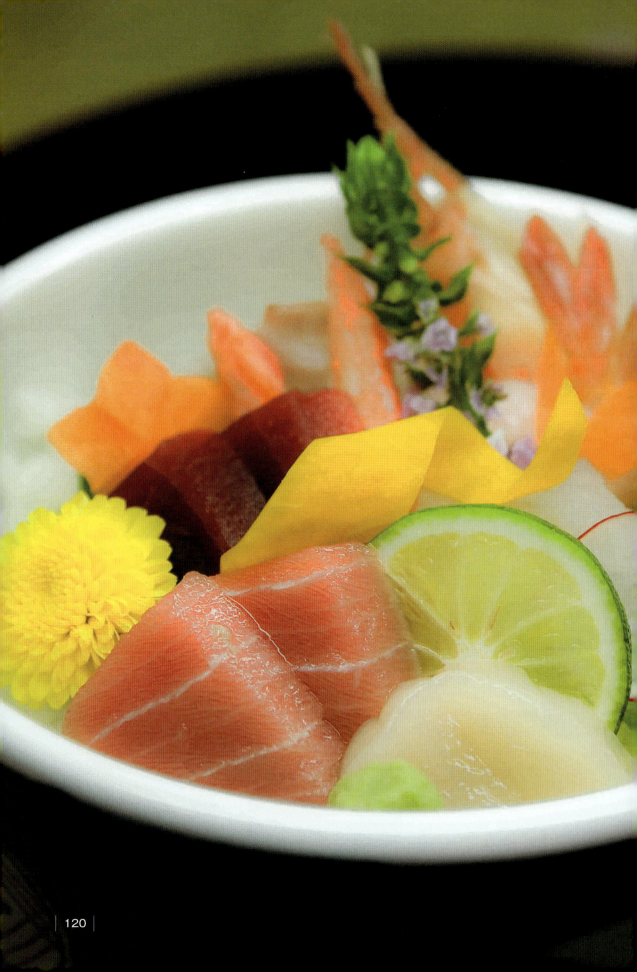

生ちらし寿司

栄養価（1人分）

エネルギー	444kcal
たんぱく質	18.9g
脂　質	4.2g
炭水化物	77.5g
食　塩	1.4g
カリウム	353mg
リ　ン	233mg

材料・分量（1人分）

米飯	180g
寿司酢	23g
具材	
まぐろ赤身	10g
まぐろ中トロ	10g
ひらめ	10g
鯛	12g
ほたて	10g
甘海老	6g
ズワイガニ	8g
あしらい	
にんじん	2g
青しそ	1g
すだち	3g
花穂しそ	1本
食用菊	0.5g
わさび	3g
がり	4g
寿司しょうゆ	
濃口しょうゆ	4g
煮きり酒	1g
煮きりみりん	1g
一番だし	3g

作り方

材料の下準備をする

①具材は好みの形に切り分け、冷蔵庫で冷やしておく。ズワイガニは余分な塩を抜くために軽くゆで、ざるにあげて生上げする（15ページ参照）。

②にんじんは型抜きして、サッとゆでる。青しそは水にさらし、すだちは輪切りにする。

③寿司しょうゆの材料をすべて混ぜ合わせておく。

④135ページを参照して「手作り寿司酢」を作る。

酢飯を作る

●少しかために炊いた米飯に寿司酢をかけて、切るように手早く混ぜる。

仕上げる

①器に酢飯を盛り、その上に具材、あしらい（15ページ参照）を彩りよく飾る。

②寿司しょうゆは別の器で添える。

一品料理

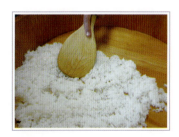

コーヒーゼリー

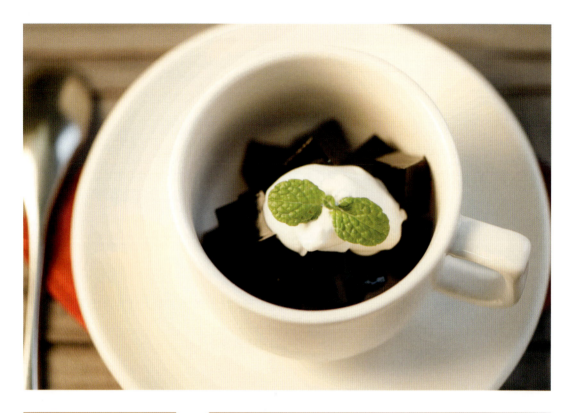

栄養価（1人分）	
エネルギー	27kcal
たんぱく質	0.9g
脂　質	1.4g
炭水化物	2.4g
食　塩	微量
カリウム	22mg
リ　ン	4mg

材料・分量（1人分）	
アイスコーヒー（市販品）	30g
グラニュー糖	1.5g
粉ゼラチン	0.9g
水（ふやかす際に使用）	2.7g
クリーム	
生クリーム	3g
グラニュー糖	0.2g
ミント	少々（参考：1g）

作り方

①粉ゼラチンは分量の水を加えてふやかしておく。

②鍋にアイスコーヒー、グラニュー糖、ふやかした粉ゼラチンを入れ、焦げないように木べらで混ぜながら温め、コーヒー液を作る。粉ゼラチンが溶けたら、沸騰直前で火を止める。

③コーヒー液を鍋からボウルに移し、ボウルの底に氷水をあてて冷ます。粗熱が取れたら流し缶に入れ、冷蔵庫で一晩冷やし固める。

④生クリームにグラニュー糖を入れ、泡立て器で角が立つ程度に泡立てる。

⑤コーヒーゼリーが固まったら流し缶から取り出し、さいの目に切って器に盛り、生クリームをのせ、ミントを飾る。

杏仁豆腐

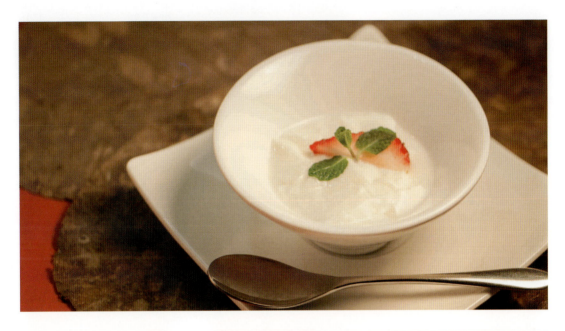

デザート

栄養価（1人分）

エネルギー	54kcal
たんぱく質	1.0g
脂　質	3.7g
炭水化物	4.1g
食　塩	**微量**
カリウム	**33mg**
リ　ン	**18mg**

材料・分量（1人分）

牛乳	15g
生クリーム	7g
水	5g
砂糖	2.7g
飾り	
いちご	3g
ミント	少々（参考：1g）
粉ゼラチン	0.35g
水（ふやかす際に使用）	1.8g
杏仁霜（あんにんそう）	0.2g
水（ふやかす際に使用）	0.8g

＊杏仁霜がない場合はアーモンドエッセンスを使用する。

作り方

材料の下準備をする

①粉ゼラチン、杏仁霜（あんにんそう）はそれぞれ分量の水でふやかす。

②鍋に牛乳を入れ弱火にかけ、静かに混ぜながら温める。70〜80℃になったら、生クリーム、水、砂糖の順に加えて、砂糖が溶けたら火を止める。

③温めた牛乳を鍋から小さじ1杯ほど取って、ふやかした杏仁霜に加えて溶かす。しっかり溶けたら鍋に戻し入れ、ふやかした粉ゼラチンを加えてしっかり溶かす。杏仁霜、粉ゼラチンが溶けたら再び弱火にかけ、沸騰直前で火を止める（以後杏仁液とする）。

④いちごは水で洗い、へたを取って6分の1に切る。ミントは水で洗い、ペーパータオルなどでしっかりと水気をふき取る。

仕上げる

①ボウルに杏仁液をこし器でこしながら入れ、ボウルの底に氷水をあてて静かに混ぜて冷ます。

②杏仁液が冷めてとろみがついてきたら、再度こし器でこしてバットに入れ、冷蔵庫で冷やし固める。

③固まった杏仁豆腐を器にスプーンですくって盛り、いちご、ミントを飾る。

手作りとんかつソース

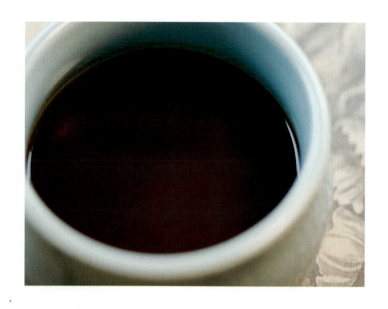

栄養価（1人分）

エネルギー	15kcal
たんぱく質	0.1g
脂　質	微量
炭水化物	1.4g
食　塩	0.4g
カリウム	22mg
リ　ン	2mg

材料・分量（1人分）

とんかつソース	6g
トマトケチャップ	2g
みりん	2g
水	10g

作り方

①材料をすべて鍋に入れ、一煮立ちさせる。
②耐熱容器に移し、充分に冷ます。

手作りポン酢しょうゆ

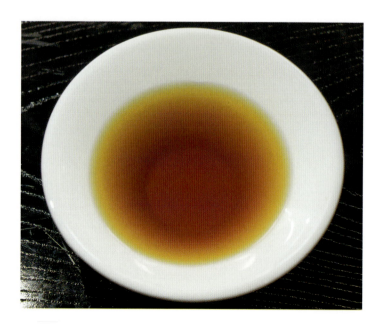

栄養価（1人分）

エネルギー	5kcal
たんぱく質	0.2g
脂　質	微量
炭水化物	0.9g
食　塩	0.3g
カリウム	8mg
リ　ン	3mg

材料・分量（1人分）

めんつゆ（3倍濃縮）	3.5g
水	12g
みりん	0.5g
ポン酢	1g

作り方

①ポン酢以外のすべての材料を鍋に入れ火にかけ、一煮立ちさせ冷ます。
②冷めたらポン酢を加える。

手作りわさびおろしソース

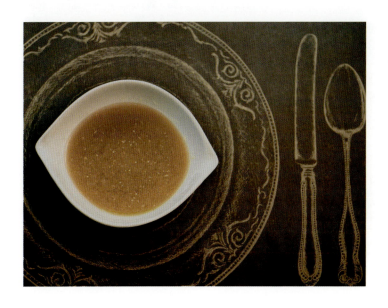

栄養価（1人分）

エネルギー	15kcal
たんぱく質	0.3g
脂　質	0.1g
炭水化物	2.1g
食　塩	0.4g
カリウム	49mg
リン	4mg

材料・分量（1人分）

青じそドレッシング	5g
煮きりみりん	2g
大根	20g
水	10g
練りわさび	1g

作り方

① 大根は皮をむき、すりおろしてからざるなどにあけて余分な水分を切り、大根おろしを作る。
② 大根おろしとその他の材料をすべて合わせる。

手作り南蛮だれ

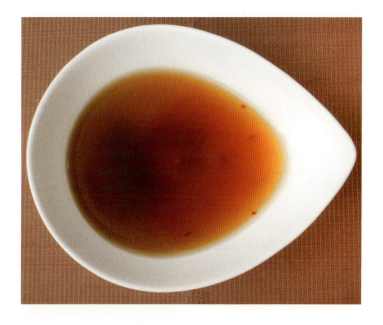

栄養価（1人分）

エネルギー	13kcal
たんぱく質	0.2g
脂　質	0g
炭水化物	2.8g
食　塩	0.4g
カリウム	15mg
リン	5mg

材料・分量（1人分）

濃口しょうゆ	3g
酢	3g
砂糖	2g
鷹の爪（輪切り）	少々
（参考：0.1g)	
水	20g
片栗粉	0.5g

作り方

① 鍋にすべての材料を入れ、木べらで混ぜながら沸騰させる。
② とろみがついたら火を止める。

ソース類

手作り天つゆ

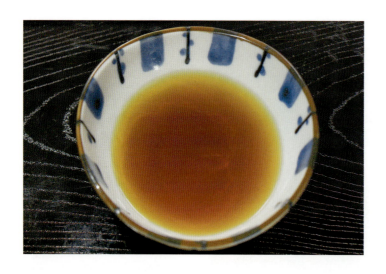

栄養価（1人分）	
エネルギー	7kcal
たんぱく質	0.2g
脂　質	微量
炭水化物	1.4g
食　塩	0.5g
カリウム	19mg
リ　ン	6mg

材料・分量（1人分）	
めんつゆ（3倍濃縮）	4.5g
一番だし	14g
みりん	1g

作り方
- すべての材料を鍋に入れ火にかけ、一煮立ちさせる。

手作り黒酢ソース

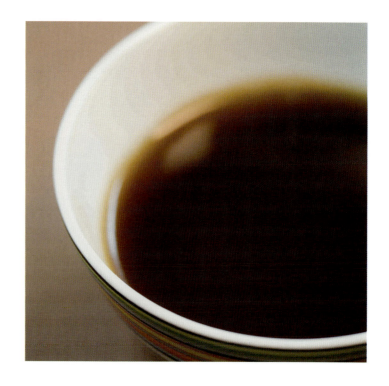

栄養価（1人分）	
エネルギー	19kcal
たんぱく質	0.2g
脂　質	微量
炭水化物	4g
食　塩	0.4g
カリウム	17mg
リ　ン	7mg

材料・分量（1人分）	
酢	1.5g
黒酢	3g
濃口しょうゆ	2.5g
砂糖	3g
赤ワイン	1.5g
水	15g
片栗粉	0.8g
生姜（生姜汁用）	0.8g

作り方
① 生姜は皮をむき、すりおろして生姜汁を作る。
② 鍋に材料をすべて入れ、木べらなどで混ぜながら一煮立ちさせ、とろみがついたら火を止めてそのまま室温において冷ます。

手作りサルサソース

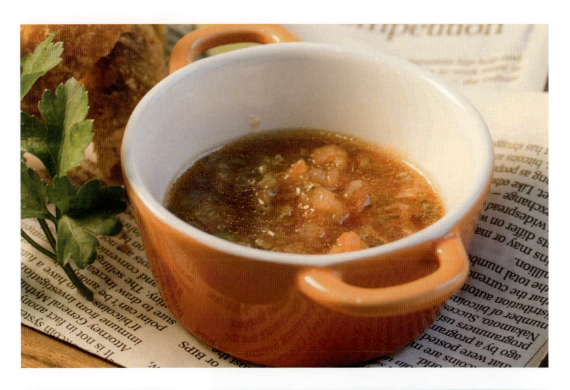

栄養価（1人分）	
エネルギー	29kcal
たんぱく質	0.3g
脂　質	2.0g
炭水化物	2.2g
食　塩	0.3g
カリウム	49mg
リ　ン	7mg

材料・分量（1人分）	
ピーマン	5g
玉ねぎ	5g
トマト	5g
炒め油	2g
A　トマトケチャップ	3g
酢	1g
スイートチリソース	1g
砂糖	0.1g
濃口しょうゆ	1g
水	2g
こしょう　少々（参考：0.1g）	
チリペッパーソース	0.1g

作り方

材料の下準備をする

① ピーマンは種を取り、玉ねぎは皮をむき、それぞれみじん切りにして水にさらす。充分水にさらしたらしっかりと水気を切る。

② トマトはへたを取り、水洗いする。トマトの先端にナイフで浅く十字の切りこみを入れる（15ページ参照）。

③ 鍋に沸騰した湯を用意してトマトを入れ、10秒ほどゆでたら氷水に取って急速に冷やす。氷水から引き上げて皮をむく。横半分に切って種を取り、粗めのみじん切りにする。

仕上げる

① 鍋に油を入れて火にかけ、玉ねぎを焦がさないように炒める。玉ねぎが透明になったら、トマト、ピーマンを加えてさらに炒める。

② ピーマン、トマトが温まったらAを加えて、木べらなどで混ぜながら一煮立ちさせて火を止める。こしょう、チリペッパーソースを入れ辛味をつける。

③ できあがったソースを耐熱容器に移し、下に氷水をあててしっかりと冷ます。

手作りジンジャーソース

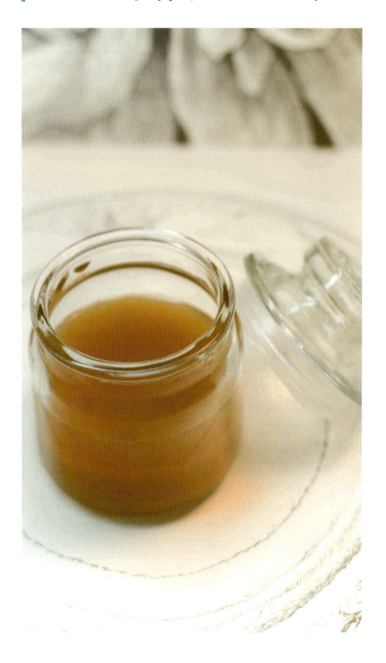

栄養価（1人分）	
エネルギー	15kcal
たんぱく質	0.3g
脂　質	微量
炭水化物	2.9g
食　塩	0.4g
カリウム	28mg
リ　ン	7mg

材料・分量（1人分）	
濃口しょうゆ	2.5g
みりん	4g
生姜	4g
にんにく	0.2g
玉ねぎ	3.6g
りんご	2.8g
水	36g

作り方

材料の下準備をする

①生姜、玉ねぎはそれぞれ皮をむき、小さめの乱切りにする。にんにくは皮をむきつぶしておく。

②りんごは芯を取って乱切りにする。

③生姜、玉ねぎ、にんにく、りんごと分量の水をミキサーに入れ、かたまりが残らない位までしっかりと細かくする。

仕上げる

①下準備した材料をすべて鍋に入れ、濃口しょうゆ、みりんと合わせ火にかけ、一度沸騰させる。

②沸騰したら灰汁を取って、耐熱の容器に移し粗熱を取る。

手作り玉ねぎバターソース

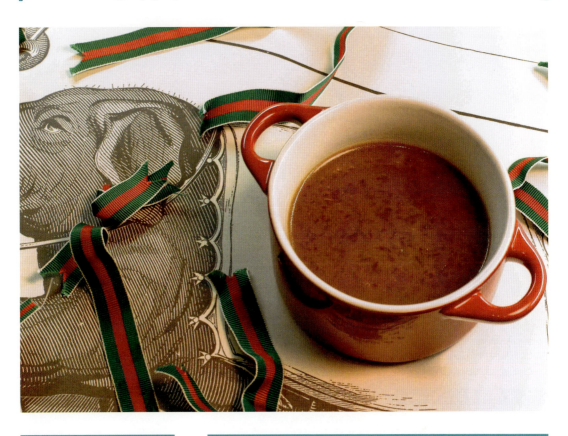

栄養価（1人分）	
エネルギー	46kcal
たんぱく質	0.3g
脂　質	2.4g
炭水化物	3.8g
食　塩	**0.4g**
カリウム	**20mg**
リ　ン	**7mg**

材料・分量（1人分）	
バター（有塩）	3g
玉ねぎ	10g
濃口しょうゆ	2.5g
みりん	5.5g
日本酒	4g
水	22g
水溶き片栗粉	
片栗粉	0.4g
水	0.4g

作り方

材料の下準備をする
①玉ねぎは、皮をむきみじん切りにし、水にさらす。
②充分水にさらしたらざるなどにあけ、しっかり水気を切る。
③濃口しょうゆと水を合わせておく。
④片栗粉と水を合わせ、水溶き片栗粉を作る。

仕上げる
①鍋にバターを入れ、中火より少し弱い火加減で溶かしていく。
②バターが溶けたら水気を切った玉ねぎを入れ、焦げないように炒めていく。
③玉ねぎに透明感が出てきたら、みりんと日本酒を入れて煮詰めていく。
④ある程度煮詰まったら、濃口しょうゆと水を合わせておいたものを入れる。
⑤一煮立ちしたら水溶き片栗粉を入れ、しっかりと火を通しとろみがでてきたら火を止める。

ソース類

手作り香味ソース

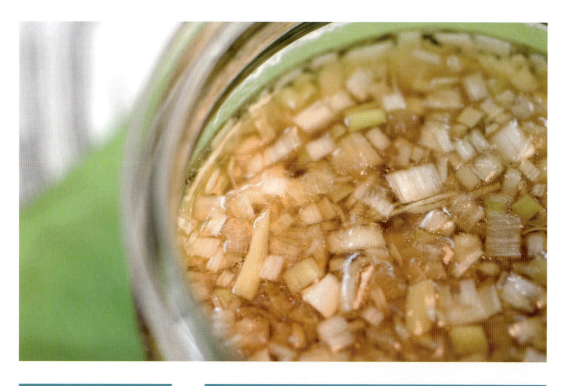

栄養価（1人分）

エネルギー	17kcal
たんぱく質	0.4g
脂　質	0.5g
炭水化物	2.7g
食　塩	**0.7g**
カリウム	**29mg**
リ　ン	**8mg**

材料・分量（1人分）

A	濃口しょうゆ	3.6g
	砂糖	1.2g
	トマトケチャップ	1.2g
	オイスターソース	0.9g
	酢	1.5g
	水	15g
生姜		1g
長ねぎ		2g
ごま油		0.5g

水溶き片栗粉
　片栗粉　　　　　　0.5g
　水　　　　　　　　0.5g

作り方

材料の下準備をする

① 生姜と長ねぎはそれぞれみじん切りにし、ざるなどに入れて充分水にさらした後、しっかりと水気を切っておく。

② 片栗粉と水を合わせ、水溶き片栗粉を作る。

仕上げる

① A をすべて鍋に入れ一煮立ちさせる。

② 沸騰したら水溶き片栗粉を入れてとろみをつける。

③ 耐熱容器に移してしっかり冷まし、ごま油、みじん切りにした生姜、長ねぎを合わせる。

手作り甘辛ソース

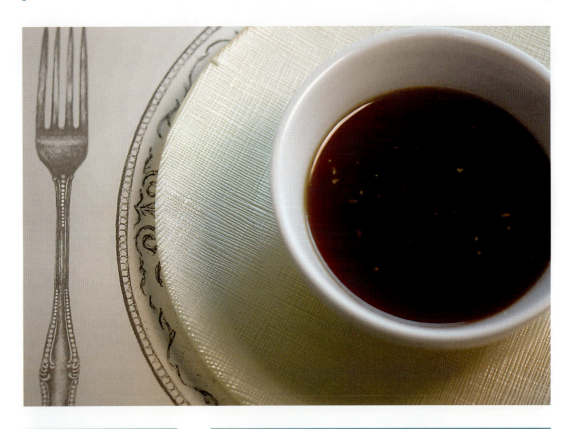

栄養価（1人分）	
エネルギー	27kcal
たんぱく質	0.2g
脂 質	1g
炭水化物	3.5g
食 塩	0.3g
カリウム	12mg
リ ン	4mg

材料・分量（1人分）	
にんにく	0.5g
生姜	0.5g
鷹の爪（輪切り）	少々
（参考：0.025g）	
ラード	1g
酒	3.5g
濃口しょうゆ	2g
砂糖	3g
酢	1.8g
水	5g

作り方

材料の下準備をする
● にんにくと生姜はみじん切りにする。

仕上げる
① 中華鍋にラードを入れて弱火にかけ、にんにく、生姜、鷹の爪を入れ、焦げないように炒める。2～3分ほど炒めたら、酒を加えて強火にし、一煮立ちさせアルコール分を飛ばす。濃口しょうゆ、砂糖、酢を加え、沸騰したら火を止める。
② ソースをこし器などでこしてにんにく、生姜、鷹の爪を取り除き、そのまま室温において冷ます。

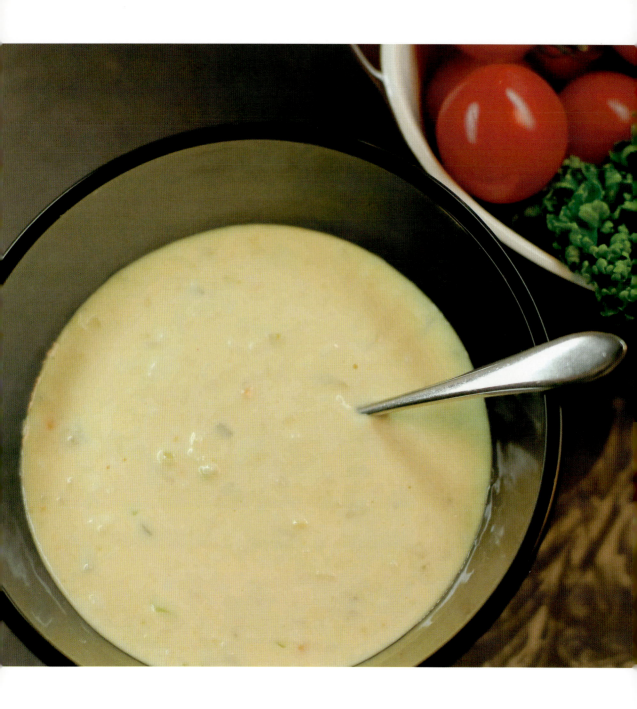

手作りタルタルソース

栄養価（1人分）

エネルギー	120kcal
たんぱく質	1.3g
脂　質	12.1g
炭水化物	1.4g
食　塩	**0.3g**
カリウム	**18mg**
リ　ン	**21mg**

材料・分量（1人分）

ゆで卵	8g
玉ねぎ	5g
きゅうりのスイートピクルス	2g
マヨネーズ	15g

用意

塩（ゆで卵をつくる際に使用）	適量
酢（ゆで卵をつくる際に使用）	適量
塩（玉ねぎを下準備する際に使用）	適量

＊塩と酢は栄養価に加算していない。

作り方

ゆで卵をつくる

①鍋に卵を入れ、卵がかぶる位の水と塩、酢を入れ強火で火にかける。
②沸騰してきたら中火よりも少し弱い位の火加減で8分間ゆで、ゆで卵を作る。
③ゆであがったら卵を流水でしっかりと冷やす。冷えたら殻をむき、みじん切りにする。

玉ねぎ、ピクルスの下準備をする

①玉ねぎは皮をむき、みじん切りにする。みじん切りにした玉ねぎをボウルに入れ、塩を振り入れしっかりと揉みこむ。ぬめりが出てきたら水にさらし、辛味と塩を抜く。
②水にさらしたみじん切りの玉ねぎはペーパータオルなどを用いて、しっかりと水気を絞っておく。
③きゅうりのスイートピクルスをみじん切りにする。

仕上げる

●みじん切りにしたゆで卵、玉ねぎ、きゅうりのスイートピクルスとマヨネーズをすべて合わせる。

ソース類

煮きりみりん

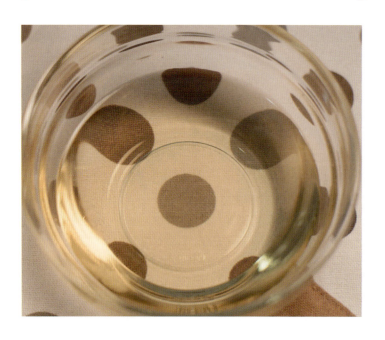

栄養価（1g分）	
エネルギー	2kcal
たんぱく質	0g
脂質	微量
炭水化物	0.4g
食塩	0g
カリウム	0mg
リン	0mg

材料・分量（1g分）	
みりん	1g

作り方

① 鍋にみりんを入れ、強火で火にかける。沸騰したら中火にして、1〜2分ほど煮立たせて火を止める。
② 耐熱容器に移してそのまま冷ます。

ポイント

＊みりんが沸騰してきたら火がつく場合があるので、火傷、火事に注意する。

手作り丼たれ

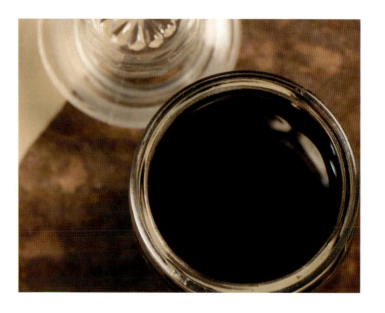

栄養価	
エネルギー	745kcal
たんぱく質	8.4g
脂質	微量
炭水化物	142g
食塩	14.5g
カリウム	406mg
リン	175mg

材料・分量	
濃口しょうゆ	100g
みりん	200g
日本酒	18g
砂糖	45g

作り方

① 鍋に材料をすべて入れ、木べらで混ぜながら強火にかけ、沸騰直前で火を弱める。
② 煮立たない位の弱火で2〜3分ほど加熱し、耐熱容器に移してそのまま冷ます。

手作り寿司酢

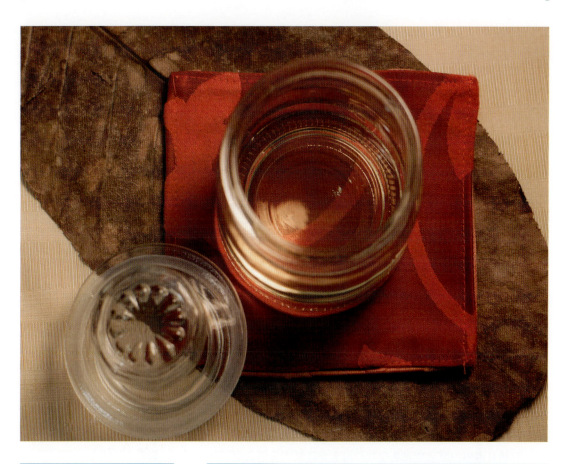

ソース類

栄養価（10g分）	
エネルギー	14kcal
たんぱく質	0g
脂　質	0g
炭水化物	3.1g
食　塩	**0.1g**
カリウム	**4mg**
リ　ン	**2mg**

材料・分量（10g分）	
白菊酢	3.9g
酢	2.9g
砂糖	3.1g
塩	0.1g

作り方

①ステンレス、もしくはホーローの鍋に材料をすべて入れ、木べらで混ぜながら火にかけ、沸騰直前で火を止める。
②耐熱容器に移しそのまま冷ます。

ポイント

＊アルミ製の鍋で寿司酢を作ると鍋が黒く変色する恐れがあるので、ステンレス、もしくはホーローの鍋を使う。

Column

「魚の骨と海老の殻」

野尻栄利子

　当院に入職して間もないころでした。「かれいの唐揚げ」の盛りつけがさみしいという患者さんの声を何度か聞いていたので、素揚げした「かれいの骨」を居酒屋風の器に見立てて提供しました。とはいえ、魚の骨には大量のリンが含まれています。あらゆる食べ物の中でもっとも多くリンが含まれる食材は魚の骨であるというほどの莫大な含有量です（そのリン含有量の高さから、江戸時代の昔から魚の骨は貴重な畑の肥料でした）。

　ですから、唐揚げを配膳する前に患者さんには「骨の器は食べないでくださいね!!」と説明したのですが、ほとんどの患者さんは見事に骨まで完食してしまいました。調理師として「あーあ、やっちゃった」という気持ちと、おいしく食べていただけたといううれしい気持ちが混ざった複雑な心境になりました。看護師長からは「今回だけですよ！」とお叱りの言葉をいただき、それからは二度と骨を器として食事に出すまいと誓いました（でも、看護師長本人も食べていたような……）。

　当院では月1回、季節を感じられる献立として普段とは違う料理を提供する日があります。その日は刺身の盛り合わせに甘海老をお頭つきで添えました。海老の殻を食べてしまうと血清リン値が高くなるので、あくまでお頭は観賞用で添えてあるということを患者さんに念押ししたのですが、厨房に下膳されたお皿を見て驚きました。多くの患者さんが、お頭の中にある海老みそを食べていたのです。

　後日、別の献立で大きな牡丹海老を提供する機会がありました。過去の経験をいかし、お頭の中のみそは抜いて下処理をし、患者さんへは「お頭は飾りとして観賞用に……」とあらためて説明しました。今度こそはと思ったのも束の間、ほどなくして1人の患者さんが咳き込んでいるのが聞こえました。

　「あっ！食べてしまった!!」と思うと同時に悟りました。患者さんは食べたい物は食べたいのです。皿の上にあるものを食べるなといっても言葉には限界があります。おいしく食べてもらうためとはいえ、皿を飾ることのむずかしさを学んだ一連のできごとでした。このときを境に海老のお頭をお膳に出すことはなくなりました。

Column

「薬と食べ物の相性」

野尻栄利子

　ワルファリンカリウム（ワーファリン）という薬があります。血液が固まるのを防ぐ作用があり、おもに過去に心筋梗塞や脳梗塞、血栓症を起こしたことのある患者さんに処方されます。この薬は一部の食べ物と相性が悪く、食事に少しの制限が必要となりますが、食べてはいけない食品の代表が納豆です。納豆に多く含まれるビタミンKがワーファリンの薬効を打ち消し、効かなくなってしまうからです。

　オクラを使った献立にするといつも、「私はオクラが食べられないのに、なぜ食事につけるのだ！」と立腹される患者さんがいました。あまりにもいつも怒っているので、よく話を聞いてみると、「ワーファリンを飲んでいる人はオクラを食べてはいけない」と思っていたようです。オクラも納豆も同じねばねばした食品ですが、ねばねばしていることとビタミンK含有量は関係ありません。しかし、このような誤解をされている患者さんは多いです。

　他の食品としては、クロレラ、青汁、抹茶などにビタミンKが多く含まれているので、ワーファリンを内服している患者さんは、これらを摂取しないよう注意が必要です。

Column

「ソフトクリームは水分に含みますか？」

遠藤純子・阿部睦月・佐藤亜希・門間志歩

　体重コントロール不良の患者さんがいました。水分摂取は1日600mL以内に制限しているとのことでしたが、それにしては体重増加が多いので、ある日じっくりと話を聞いてみると、水分としてカウントしなくてはならないことを知らずにソフトクリームを摂取していました。このような話は意外に多いです。

◎ソフトクリーム・アイスクリーム・かき氷（遠藤純子）

　氷菓はそのほとんどが水分ですから、水分としてカウントしなくてはなりません。また、おもな原材料となっている牛乳はリンやカリウムを多く含みます。ソフトクリームやアイスクリームは、とくに注意が必要な食品の代表です。

◎牛乳・お湯・ジュース・お茶・コーヒー（阿部睦月・佐藤亜希・門間志歩）

　「水は600mL以内におさめているけれど、それ以外の飲み物は制限しなくてもよいと思っていた」というのも時折聞かれる話です。水以外の飲み物は、水分量だけでなく、リンやカリウムの含有量についても注意しなくてはなりません。果物や野菜のジュース、日本茶はカリウムを多く含みますし、コーヒーにミルクを入れるとそれだけでリンやカリウムの摂取量がグンと上がってしまいます。

◎「代わりに」という考え方（門間志歩）

　「水は飲まないようにしている。その代わりにお湯を飲んでいる」「水を飲んだらダメっていわれたから牛乳を飲んだよ」など、「水の代わりに」と考えている患者さんも少なくありません。「水分」「水」という言葉で指導するとき、指導する側は食品に含まれている水分一般、飲み物一般を指しています。しかし、患者さんにとってはそれらは水そのものを示すのであって、「液体の摂取」という概念でくくることには慣れていないことはよくあります。医療職と患者さんとの間で認識のすれ違いがあることに気づかずに指導してしまうことは、私たちの反省点の一つだと実感しました。

Column

「肉の脂身」

伊藤享一

　肉の脂身を残す患者さんもいますが、透析患者さんにとって脂身はエネルギー（カロリー）を効率的に摂取できるよい食材です。また、脂身にはほとんどリンが含まれていないため、食事に取り入れることでリン摂取を抑えることができます。よほど肥満でない限りは、充分なエネルギーをとるために、肉は赤身よりも脂身のあるものを選ぶ方がよいでしょう。たとえば、同じグラム数であれば赤身肉よりもロース肉の方がエネルギー摂取の観点からは優れているといえます。

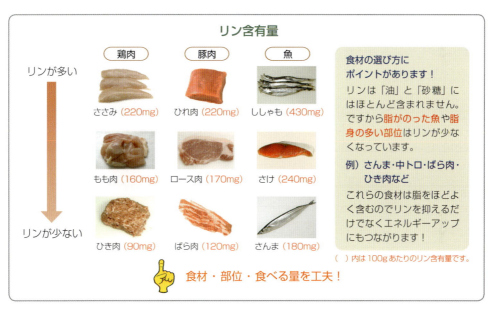

食材・部位・食べる量を工夫！

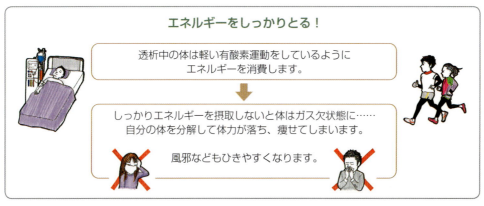

Column

「卵にまつわる話」

及川理香

　リン値の高い患者さんの食事を指導する際には、普段どのようなものを食べているのかなどを質問します。食習慣の情報を集め、その問題点をあぶりだすためです。

　ある患者さんの食習慣について質問したところ、毎日目玉焼きを食べているとのことでした。卵はリンが多く含まれているので、毎日ではなく一日おきに食べるように指導しました。ところが、指導後も思っていたよりも血清リン値は下がりません。いろいろな可能性を考えましたが、その原因は不明でした。食事指導を続けていたある日、患者さんの口から「うちの目玉焼きは2個だから……」という言葉がポロッと出てきました。卵はリン含有量が高いことをいつも話していただけに、まさか2個単位の目玉焼きだとは思いもよりませんでした。指導の盲点として今でも記憶に残っています。それ以来、卵の話のときは何個単位で使用しているかを確認するようになりました。

Column

「お米にまつわる話」

坂本杏子・門間志歩

　お米に含まれるリンは外側（ぬか）に多く分布しています。ですから、精米を重ねることによってリンの含有量が減ります。雑穀米は一般に健康によいといわれていますが、透析患者さんにとってはかならずしもそうではありません。精米が浅い雑穀にはリンが多く含まれているからです。注意しましょう。

◎米の可食部100gに含まれるリン含有量
- 玄米…130mg
- 半つき米…53mg
- 七分つき米…44mg
- 精白米…34mg

（文部科学省科学技術・学術審議会資源調査分科会．「日本食品標準成分表2010」より）

Column

「"つなぎ"という落とし穴」

坂本杏子

　フライの衣やハンバーグ、カステラやケーキの原材料として使用されている「つなぎ」の卵を認識していない患者さんは多くいます。乳製品に関しても同様に「牛乳は飲んでいない」という認識のもと、シチューやクリームコロッケはよく食べていることがあります。これらはおもに高齢で料理をしない男性に多いのですが、料理経験がなければ無理もないことかもしれません。料理のプロセスから説明する食事指導が必要になるよい例です。

食材は理解しているか？

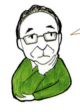

乳製品はリンが高いと聞いたから、食べないようにしているよ

乳製品の中にはエネルギー（カロリー）アップにつながるものや、リンが低めの食材もあります。また、バターのようにエネルギーアップにおすすめの食材でも「乳製品」と誤解されがちな食材もあるので、それぞれの特性を理解しましょう。

エネルギーアップにつながる調味料もあります	リンが低めのチーズもあります		バターは油脂類です
	高	低	
マヨネーズ 大さじ1（14g） エネルギー…98kcal リン…5mg 食塩…0.2g	プロセスチーズ 1個（18g） エネルギー…61kcal リン…131mg 食塩…0.5g	クリームチーズ 18g エネルギー…62kcal リン…15mg 食塩…0.1g	バター 大さじ1（13g） エネルギー…97kcal リン…2mg 食塩…0.2g

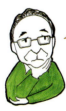

卵はしばらく食べていないなあ……

卵はフライの衣やハンバーグのつなぎ、ケーキやプリンなどのお菓子にも含まれています。食べていないと思っていても、料理の中で使われていることが多い食材です。これは牛乳にも同じことがいえます。

卵を使った料理やお菓子
ハンバーグ、フライの衣、肉団子、クリームパン、プリン、スポンジケーキ、クッキーなど

牛乳を使った料理やお菓子
ハンバーグ、クリームパン、グラタン、クリームシチュー、クリームコロッケなど

Column

「お茶にまつわる話」

平原由美子

　ゆでこぼしについて説明した後で、患者さんから「ごぼう茶は飲んでいいの？」と聞かれました。お茶は植物の抽出物です。植物はカリウムを多く含むので、野菜を水にさらしたりゆでこぼしたりするのは、そのカリウムを水に溶かし出すことで、口に入るカリウム量を減らすことを目的としています。お茶を飲むということは、カリウムの溶け出した液体を飲むということです。カリウムの少ないお茶もありますが、一般的に透析患者さんにおすすめはされません。

◎茶の抽出液100g中に含まれるカリウム含有量

- 玄米茶…7mg
- 紅茶…8mg
- ウーロン茶…13mg
- ほうじ茶…24mg
- かまいり茶…29mg
- 番茶…32mg
- 玉露…340mg

（文部科学省科学技術・学術審議会資源調査分科会.「日本食品標準成分表2010」より）

調理方法は理解しているか？

　生野菜は食べていないよ

電子レンジを使って調理している場合、カリウムは抜けていません。また、煮物やカレー、シチューなどはカリウムが抜けていると思っていても、下ゆでしていなければ、煮汁に溶け出しています。

　野菜はゆでているし、果物は食べていないよ

果物よりもゆでた野菜の方がカリウムを多く含む場合もあります。

カリウムを抑えるには

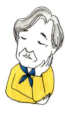
水さらし

ゆでこぼし

水さらし、ゆでこぼしを行うことでカリウムを減らすことができます。水さらし、ゆでこぼしができない果物は食べる量に気をつけましょう。

◎どのくらいの時間が必要？
　水さらし：10～20分、水を1～2回換えて。
　ゆでこぼし：その食材がおいしく食べられる時間でよい。

カリウムは"切り口"から抜けるので、丸ごとの状態で水にさらしても減りません。かならず切ってから水にさらしましょう。タジン鍋やシリコンスチーマーなどは"蒸す"調理法です。カリウムは"水"に溶け出すので、減りません。

Column

「どうしてもアイスクリームが食べたい！」

橋本真里子

　アイスは成分に基づいて「アイスクリーム」「アイスミルク」「ラクトアイス」と分類されていますが、透析患者さんが食べるうえで問題となるリンの含有量に明確な差はないとされています。明文化はされていなくとも、傾向としてはアイスクリームの方がラクトアイスよりもリンが多く含まれています。しかし、アイスクリームは値段が高くサイズも小さいものが多く、一方でラクトアイスは値段が安くサイズが大きいです。それを考慮すると、多少リン含有量が高くてもサイズの小さい方を食べた方が管理栄養士としては安心な場合もあります。実際のところは「成分を気にするよりも、食べすぎを防ぐために少量のアイスを選んでくださいね」と指導することが多いです。

Column

「透析患者にとっても健康食品か？」

坂本杏子・斎藤美幸・門間志歩

　「健康食品」と銘打たれた商品の中には、透析患者さんにとってはかならずしも健康によくない物が多いです。健康食品の「健康」は「腎障害のない人向けの健康」であって、透析患者さんにとっての「健康」ではないととらえておくのが賢明でしょう。

情報依存では？

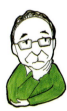

> 卵は体によいから、1日1個食べるようにしているんだ

「テレビで健康によいといっていた」「知り合いにすすめられた」などといって、食べ続けてしまうことがあります。健康食品やサプリメントも同じです。

> 便秘がひどいからヨーグルトをたくさん食べたよ

ヨーグルトはリンが高い食品です。「食物繊維をとりたくて野菜をたくさん食べた」というのも同じです。排便の習慣をととのえることが大切です。

Column

「"そば"はなぜリンが多い？」

坂本杏子

　そばにはなぜリンが多く含まれているのでしょうか？ それは「そば粉」にリンが多く含まれるからです。透析食では、めん類をあまりおすすめしませんが、食べるならカリウム、リンが少ない「うどん」をおすすめしています。うどんの原料である「小麦粉」にはカリウム、リンが少ないためです。

　そばは「そば粉」に、つなぎとして「小麦粉」を加えて作ります。つなぎの割合によって呼び名が変わります。「十割そば」はそば粉100％、「二八そば」ではそば粉が80％使用されています。また、そば粉自体もその挽き方によって性質の違うものが生まれます(表)。

表　そばと小麦粉（つなぎ用中力粉）の栄養価

	エネルギー (kcal)	たんぱく質 (g)	脂質 (g)	炭水化物 (g)	カリウム (mg)	リン (mg)	食塩 (g)
全層粉（挽きぐるみ）	361	12.0	3.1	69.6	410	400	微量
内層粉（一番粉、さらしな粉）	359	6.0	1.6	77.6	190	130	微量
中層粉（二番粉）	360	10.2	2.7	71.6	470	390	微量
表層粉（三番粉）	358	15.0	3.6	65.1	750	700	微量
小麦粉（中力粉）	368	9.0	1.8	74.8	100	74	微量

　上記の表から考えると、「そば粉100％の"十割そば"にはリンが多く含まれる」「リンが少なめである"さらしな粉"を使った"さらしなそば"はリンが少なめである」ということがわかります。同じそばでも、少し気をつけて食べることで、リンを抑えることができそうですね。また、生そばをゆでた場合の重量変化率は190％、干しそばでは260％です。114ページのレシピのように150gのそばを作りたい場合は、生そば80gをゆでるとちょうどよい分量に仕上がります。

Column

「豆腐と豆乳」

平原由美子

　ある血清リン値が高い患者さんに「豆腐はリンが高い食材ですよ」と注意したところ納得されていたようでした。しかし、後日になってその患者さんが豆腐の摂取は制限しながらも、「豆乳」を日常的に飲んでいたことが判明しました。一般に、大豆製品はリンを多く含みます。豆乳も豆腐も大豆製品ですから、制限しなくてはならない理由は同じです。「豆腐」という食品名だけで食事指導を行うと、このような誤解が生じます。

Column

「座席にみる食習慣」

伊藤享一

　当院では、午前中の透析を終了した後に昼食として病院食を食べて帰る患者さんが多いのですが、透析終了時間によって食事時間が異なるため、配膳は時間差になります。食堂ホールの中で患者さんはそれぞれ自分の座る位置を決めているようで、中にはその席が空くまで食事をとらずに待つ人もいます。「あえて席が空くまで待ってゆっくり静かに食べたい人」、あるいは「席が混んでいてもよいから早く食べて早く帰りたい人」「透析が終わったらすぐに食べたい人」など、患者さんの要望は多種多様であると、当院の栄養部はとらえています。患者さんの食事環境をととのえるという意味でも、分きざみで透析終了時間を考慮して食事を提供しています。少しでもおいしい状態で食事を提供しようという、栄養部の影の努力です。

Column

「成分表示の限界」

斎藤美幸

　インスタント食品、菓子類、ソーセージや練り製品などの加工食品には添加物由来のリンが多く含まれており、動物性食品由来のリンよりも吸収率が高いとされています。添加物由来のリン含有量は食品成分表には記載されておらず、またその栄養価を個別に調べるのもむずかしいので、透析患者さんにもあまり浸透していない情報です。

◎食品添加物

　リンが含まれる食品添加物としてリン酸塩があり、ベーキングパウダー、乳化剤、緩衝剤、pH調整剤、かんすい、食肉結着剤、発酵助成剤、酸味料などの成分として含まれることがあります。リン酸塩は大きくナトリウム塩類とカリウム塩類に分類できます。

①ナトリウム塩類
- 第一リン酸ナトリウム（無水）：食品加工、ベーキングパウダー、乳化剤、食肉結着剤、緩衝剤、pH調整剤
- 第二リン酸ナトリウム（無水）：食品加工、乳化剤、かんすい、食肉結着剤、発酵助成剤、緩衝剤、pH調整剤

②カリウム塩類
- 第一リン酸カリウム：醗酵促進剤、醸造用添加剤、緩衝剤、pH調整剤、肥料
- メタリン酸カリウム：食品加工、食肉結着剤

（燐化学工業株式会社ホームページより〈http://www.rinka.co.jp/products/phosphate/index.html〉）

◎市販の食品に含まれるリン酸塩

　インスタント食品、菓子類、ソーセージや練り製品、清涼飲料水のメーカーに問い合わせ、リン酸塩の使用の有無と使用目的を確認しました。個別のメーカー名の記載は差し控えますが、個人の問い合わせにも対応しているメーカーはあります。レトルトカレー、菓子類などにもリン酸塩は使用されています。なお、製品の成分表示は、一般的にたんぱく質、脂質、エネルギー、ナトリウム、炭水化物のみを対象としているため、リンの含有量を表示することはまれです。

Column

「リンが含まれる食品添加物一覧」

- ポリリン酸カリウム
- ポリリン酸ナトリウム
- メタリン酸カリウム
- メタリン酸ナトリウム
- リン酸
- リン酸架橋デンプン
- リン酸化デンプン
- リン酸三カリウム（別名第三リン酸カリウム）
- リン酸三カルシウム（別名第三リン酸カルシウム）
- リン酸三マグネシウム（別名第三リン酸マグネシウム）
- リン酸水素二アンモニウム（別名リン酸二アンモニウム）
- リン酸二水素アンモニウム（別名リン酸一アンモニウム）
- リン酸水素二カリウム（別名リン酸二カリウム）
- リン酸二水素カリウム（別名リン酸一カリウム）
- リン酸一水素カルシウム（別名第二リン酸カルシウム）
- リン酸二水素カルシウム（別名第一リン酸カルシウム）
- リン酸水素二ナトリウム（別名リン酸二ナトリウム）
- リン酸二水素ナトリウム（別名リン酸一ナトリウム）
- リン酸一水素マグネシウム
- リン酸三ナトリウム（別名第三リン酸ナトリウム）
- リン酸モノエステル化リン酸架橋デンプン

（厚生労働省ホームページ．指定添加物リスト〈規則別表第1〉〈http://www.mhlw.go.jp/stf/seisakunitsuite/bunya/kenkou_iryou/shokuhin/syokuten/〉）

患者との出会い **episode エピソード**

「透析看護師の道を選んだ理由」

長谷川千鶴

　看護学校に入学し働く意欲満々でしたが、小さな子どもがいた私を看護助手として採用してくれる病院はなかなかありませんでした。学生であった私が医療法人社団H・N・メディックに入職し、今でも忘れることのできない、忘れたくない思い出があります。

　私は、入院していた父の見舞いがきっかけで看護師を志したため、入院病棟で働く自分の姿を思い描いていました。ですから、やっと採用していただいた透析室勤務は私にとっては異様な空間で、「私が働きたいのはここではない！」と思いました。さらに、病を抱える人が徐々に元気になる過程を支えていきたいと思っていたため、透析患者さんをみて「なぜこんなに元気なの？」と、とまどいました。想像とはまったく違う現場でしたが、「学校を卒業するまではしかたがない」と自分に言い聞かせていました。

　気持ちを新たに看護助手業務に励んでいましたが、ある日外来通院で透析導入する女性患者さんが来院しました。表情も身体もかたくなっており、笑顔もひきつっています。発する言葉は「はい」と「いいえ」のみで、話しかけても目は閉じられたままでした。先生は私をそばに呼び「この患者さんの表情が、透析が終わったときにどう変わっているか、よくみておきなさい」といいました。

　1時間半の透析が終わり、最終血圧を計測し終えて、「はい、終わりましたよ」と声をかけられたその患者さんは、やっと目を開け、やわらかい笑顔をみせました。肩の力も抜けており、安堵の表情であることが感じとれました。先生が隣のベッドで透析をしている別の患者さんに「〇〇さんもはじめて透析をしたときのことを覚えていますか？」と声をかけました。その患者さんは「もちろん覚えています。この世の終わりだと思いました」と答えました。先生が続けて「今はどうですか？」と尋ねると、「やりたいことをやっています」という言葉が返ってきました。

　私は涙がでました。この世の終わり……。そうです。透析患者さんはこの状況を乗り越えて今ここにいるのです。私はそれに気づくことができず、なぜこんなに元気なのかと不思議に思っていました。「透析を受け入れられない」「なぜここにいるのか」「嫌でたまらない」……患者さんが透析している自分をかたくなに拒否しながらも、ゆっくりと受け入れてきたことを考えれば、その元気な姿の意味に気づけなかった自分の浅はかな考えが情けなく思えました。

　ここで納得いくまで働こう！　透析をもっと勉強しよう！　患者さんの気持ちをもっともっと理解したい……。私は看護学校を卒業して看護師となっても、そのまま透析看護師の道を選びました。

　数ヵ月前、このときに透析導入した女性患者さんが亡くなりました。

　あなたのおかげで私は透析看護に魅了されました。いつか伝えたいと思っていましたが、それもできないままでお別れとなってしまいました。患者さんの気持ちを少しでも理解できる透析看護と、透析導入する患者さんを少しでも減らせる外来業務が私の目標です。

患者との出会い **episode エピソード**

「誤解が生んだ努力」

村井舞

　数年前の話です。採血結果を患者さんたちへ知らせる日、担当していた患者さんに「今回はリンの値が下がっていましたね」とベッドサイドで声をかけると、「いやあ、よかったよ。安心した」と笑顔で話されました。「下がったのは何がよかったのでしょうね？」と聞くと、「じつはね、リンの入っていないさつま揚げをみつけたので、それを食べているんだよね」といいます。私は不思議に思い、「えっ、そういう商品が売っているのですか？　透析患者さん用のものですか？」と尋ねると、「そうなのかな？　よくはわからないけれど、リンが入っていないっていうから、これはよいと思って買ったんだよね。そんなものがあるんだと思って私もびっくりしたの」とのことでした。「材料が違うのでしょうか？」と尋ねると、患者さんは「くわしいことはわからないけれど、特別な処理をしているのかしらね。材料が特別なのかな」と答えました。

　そのときは知らない商品もあるのだなと思い、いったん話を終えました。しかし、さつま揚げは魚のすり身を使用しています。リンが含まれていないことは考えられません。いったいどのような商品なのかと不思議に思い、患者さんに伺っていた会社名と商品をインターネットで調べてみました。すると、リンが含まれていないさつま揚げではなく、リン酸塩（食品添加物）が入っていないさつま揚げだったのです。

　患者さんにリン酸塩について説明すると「えっ、そうなの？　リンのことだと思って喜んで買ったのに……」と、とてもがっかりしていました。「早く誤解が解けてよかったですよ。それに、リンの値が下がったのは、さつま揚げのおかげではなく、毎日の食事に気をつけておられたからということですよ」といって励ましました。

　患者さんは少しでもリン値のコントロールをよくしたいと考えており、必死さが誤解を生んだのだと思います。患者さんの話をよく聞くこと、誤解があっても責めずに努力を認めることが大切です。

執筆者一覧

●統括	橋本庸介	はしもと ようすけ	医療管理部経営企画課課長
●医学監修	橋本史生	はしもと のぶお	医療法人社団H・N・メディック理事長、院長
	遠藤陶子	えんどう とうこ	医療法人社団H・N・メディック内科部長
●栄養指導・献立	坂本杏子	さかもと きょうこ	管理栄養士
●料理	伊藤享一	いとう きょういち	調理師
	柴田周吾	しばた しゅうご	調理師
●撮影	橋本庸介	はしもと ようすけ	医療管理部経営企画課課長
●コラム・エピソード執筆	池江亮太	いけえ りょうた	医療法人社団H・N・メディック北広島院長
	角田政隆	つのだ まさたか	医療法人社団H・N・メディックさっぽろ東院長
	伊藤享一	いとう きょういち	調理師
	坂本杏子	さかもと きょうこ	管理栄養士
	野尻栄利子	のじり えりこ	調理師
	斎藤美幸	さいとう みゆき	管理栄養士
	橋本真里子	はしもと まりこ	管理栄養士
	平原由美子	ひらはら ゆみこ	管理栄養士
	門間志歩	もんま しほ	管理栄養士
	長谷川千鶴	はせがわ ちづる	看護師
	阿部睦月	あべ むつき	看護師
	村井舞	むらい まい	臨床工学技士
	佐藤亜希	さとう あき	看護師
	及川理香	おいかわ りか	看護師
	遠藤純子	えんどう じゅんこ	看護師
●コラムイラスト	橋本歩美	はしもと あゆみ	イラストレーター

家族みんなで食べられる三ツ星透析食
―透析専門医と元一流ホテルのシェフが一緒に考えた

2015年2月1日発行　第1版第1刷

編　集　医療法人社団　H・N・メディック
発行者　長谷川 素美
発行所　株式会社メディカ出版
　　　　〒532-8588
　　　　大阪市淀川区宮原3-4-30
　　　　ニッセイ新大阪ビル16F
　　　　http://www.medica.co.jp/
編集担当　西川雅子
編集協力　稲田幸／吉井有美
装　　幀　藤田修三
表紙イラスト　おかざき真里
印刷・製本　株式会社廣済堂

© Nobuo HASHIMOTO, 2015

本書の複製権・翻訳権・翻案権・上映権・譲渡権・公衆送信権（送信可能化権を含む）は、（株）メディカ出版が保有します。

ISBN978-4-8404-5332-5　　　　　　　　　　　　　　Printed and bound in Japan

当社出版物に関する各種お問い合わせ先（受付時間：平日9：00～17：00）
●編集内容については、編集局 06-6398-5048
●ご注文・不良品（乱丁・落丁）については、お客様センター 0120-276-591
●付属のCD-ROM、DVD、ダウンロードの動作不具合などについては、デジタル助っ人サービス 0120-276-592